"护理技能提高"丛书

耳鼻咽喉头颈外科护士
实操手册

侯　冉 / 编著

/ 山西出版传媒集团　山西科学技术出版社 /

图书在版编目（CIP）数据

耳鼻咽喉头颈外科护士实操手册 / 侯冉编著 . — 太原：山西科学技术出版社，2021.5

ISBN 978-7-5377-6030-0

Ⅰ.①耳… Ⅱ.①侯… Ⅲ.①耳鼻咽喉科学 – 外科学 – 护理学 – 手册②头 – 外科学 – 护理学 – 手册③颈 – 外科学 – 护理学 – 手册 Ⅳ.① R473–62

中国版本图书馆 CIP 数据核字（2020）第 106308 号

耳鼻咽喉头颈外科护士实操手册

出 版 人	阎文凯
编　　著	侯冉
策 划 人	宋 伟
责 任 编 辑	翟 昕
助 理 编 辑	文世虹
封 面 设 计	吕雁军

出 版 发 行	山西出版传媒集团·山西科学技术出版社
地　　址	太原市建设南路 21 号　邮编：030012
编辑部电话	0351-4922078
发行部电话	0351-4922121
经　　销	各地新华书店
印　　刷	山西基因包装印刷科技股份有限公司

开　　本	787mm×1092mm　　1/16
印　　张	19.25
字　　数	310 千字
版　　次	2021 年 5 月第 1 版
印　　次	2021 年 5 月山西第 1 次印刷
书　　号	ISBN 978-7-5377-6030-0
定　　价	98.00 元

侯冉

　　主任护师，护理学硕士，硕士研究生导师，毕业于山西医科大学护理学专业，现任山西医科大学第二医院耳鼻喉科护士长，主要从事临床护理、护理管理、循证护理等方向的研究。兼任中华护理学会耳鼻喉专业委员会委员，山西省护理学会耳鼻喉专业委员会主任委员。山西省抗癌协会头颈肿瘤康复委员会副主任委员，山西医学会伦理委员会常务委员，山西省护理学会标准专业委员会专家库成员等，《中国实用护理杂志》第六届编辑委员，《全科护理》的编委，兼任《中国实用护理杂志》《护理研究》、*International Journal of Nursing Science*、《全科护理》《药物与临床》等杂志审稿专家，主持承担省部级课题6项，作为第一发明人申请并获批实用新型专利6项，发明专利1项，院级新技术新项目4项，核心期刊发表论文20余篇，参编教材2部，2020年度获山西省科技进步三等奖。2015年入选山西省卫健委首批骨干精英人才。2020年度全国创新防护用品大赛获得一等奖，2018年参加山西省总工会"五小"竞赛获得三等奖，并记个人二等功一次。

序

随着国家医药卫生体制改革不断深化、医疗水平的不断提高、诊疗技术的不断进步，护理工作作为医疗卫生行业的重要组成部分，护理新技术、新业务伴随着医疗的发展不断拓展。耳鼻咽喉头颈外科护理工作正在向更加专业化的道路迈进。目前，耳鼻咽喉头颈外科护理，专业划分参差不齐，不同层级医院，专科护理能力及标准也不尽相同。《耳鼻咽喉头颈外科护士实操手册》一书，以工具书的形式进行编写设计，立足于服务耳鼻咽喉科临床护理人员。

"不同疾病相同症状，相同疾病不同症状"是耳鼻喉科疾病的特点和护理难点，如何使临床护士在工作中建立评判性思维以及辩证施护能力的培养是《耳鼻咽喉头颈外科护士实操手册》设计编写的初衷。本书包括耳鼻喉科疾病一般护理、专科疾病护理（包括耳科、鼻科、咽喉科、颅底外科等章节），对耳鼻咽喉科常见疾病、症状、主要护理要点进行梳理，书中内容紧密结合当代耳鼻喉科发展的新技术、新经验、新趋势，具有较强的临床指导意义，对指导临床护士能力的培养具有实际意义。

为了满足临床护士工作需求，本书的编排设计增加了"耳鼻咽喉专科护理技术操作流程及评分标准"，将剪鼻毛、气管套管日常维护、咽鼓管吹张、外耳道冲洗、鼻腔冲洗等耳鼻咽喉科常见的专科技术操作，列入此章节，图文并茂地介绍了耳鼻咽喉专科操作的流程及关键环节。

本书以临床需求为导向，以五官科护理学耳鼻喉科章节的内容为基本框架，结合最新耳鼻喉科疾病诊治指南中新理论、新技术、新观点等进行编纂，对耳鼻喉科临床护士走专业化发展道路具有一定推动作用。希望《耳鼻咽喉头颈外科护士实操手册》能够成为耳鼻咽喉科临床护士的良师益友，此书的出版将对推动耳鼻咽喉科护理专业化发展、提升耳鼻咽喉科护士专业水平起到助推作用。

中华护理学会耳鼻喉专业委员会主任委员

耿小凤

2020 年 7 月

前言

　　随着社会发展和科技进步，护理新理论、新技术、新方法在医学临床实践中得到推广和应用。护理学作为一门独立学科得到了社会各界的高度重视。在临床护理领域，护理的专科化程度也在不断提高，作为耳鼻咽喉头颈外科的护士，不仅要掌握扎实的基础理论知识，而且要深入学习耳鼻咽喉头颈外科护理专业知识和护理技术操作，才能满足患者的健康需求，促进我们护理专业的发展。因此，笔者编写《耳鼻咽喉头颈外科护士实操手册》，希望这本书既可以为目前耳鼻咽喉头颈外科护士的临床工作提供指导，又可以为日后耳鼻咽喉头颈外科专科护士在临床实践中作为工具书进行参考，为耳鼻咽喉头颈外科专科的发展做铺垫和探索。

　　本书包含耳鼻咽喉头颈外科一般护理、围手术期患者管理、症状护理、专科技术操作、专科疾病护理等内容，专科涵盖鼻科、耳科、咽喉科、颅底外科、头颈外科等，不仅可以作为耳鼻咽喉头颈外科新入职护士的临床工作指导书籍，而且也可以为高年资的护士统一规范护理行为提供借鉴。本书特点包括：

　　1. 将第三版《耳鼻咽喉头颈外科学》与临床常见病、多发病相结合，构建本书结构框架，便于临床护士查阅和参考。

　　2. 耳鼻咽喉头颈外科患者常常会出现不同疾病有相同的症状、相同疾病有不同症状的特点。本书把疾病护理、症状护理分别进行归纳整理，使临床护士在护理工作的过程中，可以采取个性化护理措施，满足患者的健康需求。本书也可以为临床护士走专业化发展道路提供思路。

3.本书以概念、护理常规、健康教育为主线，贯穿每一个疾病和症状护理，思路清晰条理，具有很高的应用价值。

4.本书详尽编写了耳鼻咽喉头颈外科专科技术操作的流程及每一步骤的得分、扣分点，关键操作环节采用图文的形式进行介绍，对规范耳鼻咽喉头颈外科护理专科操作具有重要意义。

本书的出版由山西省重点研发计划项目（社会发展方向）课题资金资助，项目编号：201803D31120。

本书在编写过程中，得到中华护理学会耳鼻喉专业委员会主任委员耿小凤老师及山西省护理学会耳鼻喉专业委员会各位老师的大力支持和帮助，在此一并表示衷心感谢。

由于能力有限等原因，书中难免存在不足之处，敬请读者和专家不吝指正。

山西省护理学会耳鼻喉专业委员会主任委员

山西医科大学第二医院耳鼻喉科护士长

侯　冉

2020 年 5 月 12 日

目录

上编　耳鼻咽喉头颈外科一般护理常规

下编　耳鼻咽喉头颈外科专科护理技术操作流程及疾病护理

附 录

上编
耳鼻咽喉头颈外科一般护理常规

第一章　住院患者护理常规

第一节　出入院护理常规

【入院护理】

1.环境准备：病房护士接到收治患者的通知后，按病情需要为患者准备病床单元及治疗用物。

2.入院登记及评估：热情接待患者，记录入院时间，填写住院患者一览表、床头卡、入院登记簿等。完成患者的入院评估，急、重症患者立即通知医生诊视。

3.入院介绍：向患者介绍住院环境、制度（探访制度、卫生制度、安全制度、请假制度、作息制度、陪护制度等），以及告知患者对讲系统的使用方法、住院须知、责任护士和主管医师的姓名。

4.通知医生：安置患者后，通知主管医师诊视患者。

5.病情观察：根据患者诊断、病情及分级护理要求进行病情观察。

（1）接诊后每天测量生命体征2次。急、重症患者按病情需要测量生命体征，手术、体温异常，一级护理的患者，每天测量体温4次。

（2）接诊后测体重、身高1次，以后每周测量体重1次。

（3）接诊后测血压1次，以后按病情、医嘱测量。

（4）注意观察呼吸、神志、营养、大小便等一般情况。

（5）注意观察专科疾病临床表现。

6.治疗护理：完成患者清洁护理，协助更换病员服；按医嘱通知营养室为患者配餐；根据医嘱准确完成各项治疗。若急、重症患者入院，快速配合医师进行治疗及抢救，并及时准确记录。

【出院护理】

1. 处理医嘱：医师开出院医嘱后，及时处理医嘱，打印出院取药单和出院结账通知书，由专人送住院收费处结账，并指导患者或家属办理出院手续及到药房取出院药物；取消患者长期医嘱及临时医嘱。

2. 出院指导：办妥出院手续后，交给患者或家属疾病证明和出院记录，并详细交代用药、饮食、休息、复诊、功能锻炼、专科治疗护理等注意事项；听取患者住院期间的意见和建议；解除患者手腕带并送患者离院。

3. 病床单元处置：清点被服，分类处理病床单元用物，做好病床、床垫、椅子、柜子等物品的清洁消毒。如属传染病患者或死亡患者病床，则需进行病床单元的终末消毒。

4. 出院记录：记录离院时间，书写出院护理记录。注销患者相关信息卡，包括一览卡、床头卡，并把病历整理归档。

第二节　鼻科一般护理常规

【术前护理】

1. 入院护理按入院常规护理。

2. 饮食护理。

（1）进食清淡、易消化食物，禁烟、酒及刺激性食物，避免进食补血、活血类食物。

（2）术前成人禁食12小时，禁饮4小时；＞3岁小儿，禁食（含固体食物和奶）8小时，禁饮2小时；≤3岁小儿禁食（含固体食物和奶）6小时，禁饮2小时。

3. 休息与活动：保证充足的休息。必要时，术前晚可遵医嘱予镇静剂以帮助睡眠。

4. 协助检查：根据病情需要，遵医嘱协助完成各项术前检查，并讲解各项检查的目的及配合要点。

（1）常规检查包括胸片、心电图、血常规、尿常规、凝血常规、肝肾功能等。

（2）专科检查包括普通视力检查、鼻内镜检查、鼻窦 CT 等。

（3）必要时遵医嘱术前 1 天完成交叉配血试验。

5. 用药护理。

（1）遵医嘱正确使用药物，并观察疗效和不良反应。

（2）遵医嘱使用激素类药物时，密切观察患者有无腹部不适或排黑便等表现，有异常及时报告医生。

（3）术前 1 天遵医嘱完成药物皮肤敏感试验。

（4）手术当天遵医嘱注射术前针。

6. 病情观察：根据患者实际情况及护理级别要求巡视患者，观察内容视患者病情而定。

7. 皮肤准备：剪鼻毛。男性患者剃胡须，必要时理发。

8. 一般准备。

（1）了解患者是否有糖尿病、高血压病、心脏病或其他全身疾病。了解女性患者月经来潮等特殊情况，如有特殊，及时与医生沟通。

（2）术前 1 天指导患者沐浴、洗头（病情不允许除外）、剪指（趾）甲。

（3）术晨测量生命体征，嘱患者排空大小便，协助患者更换患者服（贴身穿），取下所有贵重物品（包括首饰、手表等），取下活动义齿及眼镜（包括隐形眼镜）交给家属保管，不可涂口红或指甲油。长发者用橡皮筋扎在颈后或两旁，忌用金属发夹，以免手术中损伤患者或遗失。

（4）将病例及术中用物送入手术室。

9. 特殊指导：指导患者练习经口呼吸。

10. 心理护理。

（1）了解患者的心理状态，及时给予心理疏导。

（2）有针对性地向患者介绍疾病相关知识、手术地点、手术时间、手术麻醉方式、术中配合要点及注意事项，必要时告知术后沟通的工具和方法，使患者有充分的思想准备。

（3）介绍既往成功病例，鼓励患者积极配合治疗。

【术后护理】

1. 体位：局部麻醉者平卧 2 小时；全身麻醉未清醒者采用去枕平卧位，并将头偏向一侧，待患者完全清醒后可改为半卧位或抬高床头 15°~30°，以减轻头面部充血，并利于鼻腔分泌物流出。

2. 休息与活动。

（1）局部麻醉者如无特殊情况，术后当天可床边活动。

（2）全身麻醉者静卧 1 天，如无头晕、恶心、呕吐等不适，次日可起床活动。卧床期间如需离床，需有人陪伴。

（3）有特殊者，视患者实际情况而定。

3. 饮食护理：手术当天，局部麻醉者回房后 2 小时、全身麻醉者清醒后 6 小时给予温凉流质或半流质饮食，视病情、遵医嘱指导患者过渡到软食、普食。禁烟、酒，避免酸辣、过硬、过热等刺激性食物；禁用活血、补血药材，勿食易致敏食物。

4. 呼吸道管理：保持呼吸道通畅，必要时吸氧（氧流量视患者实际情况而定）、吸痰。

5. 用药护理：遵医嘱准确用药。

6. 病情观察。

（1）麻醉未清醒或病情不稳定者，每 15~30 分钟巡视 1 次；麻醉清醒后病情稳定者改为每 1 小时巡视 1 次；护理级别更改后按护理级别要求巡视。

（2）必要时给予床边心电监护及血氧饱和度监测。

（3）指导患者吐出口腔内血性分泌物，以便观察出血量。

（4）观察内容主要包括如下几个方面：

1）生命体征，特别是血压、呼吸的变化。

2）鼻腔分泌物性状及量，经口吐出的分泌物是否含有新鲜血液，注意有无活动性出血。

3）视力情况。

4）并发症：眶内并发症（如视神经损伤、眶内血肿等）、颅内并发症（脑脊液鼻漏、颅内血肿等）等。

5）鼻腔填塞物是否有松脱现象。

（5）如发现异常，及时报告医生处理，并做好护理记录。

7. 治疗护理：拔除鼻腔填塞物前嘱患者适量进食，避免空腹；拔除鼻腔填塞物后注意观察患者有无头晕及鼻腔出血等症状，嘱患者卧床休息 2 小时，勿用力搞鼻，离床活动或如厕必须有人陪伴。

8. 对症处理。

（1）必要时，术后4~6小时内给冷水袋或冰袋敷额部，以缓解疼痛及减少出血。

（2）保持大便通畅。有便秘者，给予缓泻剂。

（3）疼痛明显者，可遵医嘱适量使用止痛剂。

（4）鼻腔填塞期间需张口呼吸者，可用无色唇膏或凉开水湿润口唇。

9. 生活护理：根据患者的病情和护理级别给予相应的生活护理。

10. 安全护理：对虚弱、绝对卧床或视力受损等特殊患者，做好跌倒或褥疮风险评估，并落实相应防护措施，同时对患者及家属进行防跌倒、防褥疮等安全宣教。

11. 心理护理：鼻部手术患者因术后鼻腔填塞有明显不适感，易烦躁。护士应善于换位思考，耐心而细致地指导患者自我放松和自我调适，并安慰患者，鼓励其乐观勇敢面对。同时积极采取措施，缓解患者不适。

【健康指导】

1. 鼻腔冲洗每日2次。

2. 定期复查，术后1个月内，按照预约时间复查。

3. 锻炼身体，增强体质，预防感冒。

4. 勿用力擤鼻、拔鼻毛、抠鼻子。

5. 手术恢复期禁食辛辣食物，禁烟、酒。

第三节　咽喉科一般护理常规

【术前护理】

1. 入院护理：按入院常规护理。

2. 饮食护理。

（1）给予清淡、易消化的饮食，禁烟、酒及刺激性食物。

（2）手术前，成人禁食12小时，禁饮4小时；＞3岁小儿禁食（含固体食物和奶）8小时，禁饮2小时；≤3岁小儿禁食（含固体食物和奶）6小时，禁饮2小时。

3. 休息与活动。

（1）保证充足的休息。

（2）必要时，术前晚可遵医嘱予镇静剂，帮助睡眠。

（3）有呼吸困难者应卧床休息。

4. 协助检查：根据病情需要，遵医嘱协助完成各项术前检查，并讲解各项检查的目的及配合要点。

（1）常规检查：如胸片、颈椎正侧位片、心电图、血常规、尿常规、凝血常规、肝肾功能等。

（2）专科检查：如电子喉镜检查、多导睡眠监测、胃镜、食管造影、肺功能、咽喉部 CT、咽喉部 MRI 及全身骨扫描等特殊检查（根据病情需要）。

（3）必要时，遵医嘱术前 1 天完成交叉配血。

5. 呼吸道管理：保持呼吸道通畅。呼吸困难者给予吸氧（氧流量视病情而定），必要时吸痰，床边备好气管切开包及吸痰器等急救用物。

6. 用药护理。

（1）遵医嘱准确用药，并观察疗效和不良反应。

（2）必要时，术前 1 天遵医嘱完成药物皮肤敏感试验。

（3）术晨遵医嘱注射术前针。

7. 病情观察：根据患者实际情况及护理级别要求巡视患者，观察内容视患者病情而定。

8. 皮肤准备：男性患者剃胡须。

9. 一般准备。

（1）了解患者是否有糖尿病、高血压病、心脏病或其他全身疾病。了解女性患者月经来潮等特殊情况，如有特殊，及时与医生沟通。

（2）指导患者做好个人卫生准备，术前 1 天沐浴、剪指（趾）甲等。

（3）术晨测量生命体征，嘱患者排空大小便，协助患者更换患者服（贴身穿）。取下所有贵重物品（首饰、手表等）、取下活动义齿及眼镜（包括隐形眼镜）交给家属保管，不可涂口红或指甲油。

（4）将病例及术中用物送入手术室。

10. 口腔护理：保持口腔清洁，术前 3 天使用漱口液漱口，每天 4 次（不能配合漱口的患儿餐后喂少量温开水）。

11. 生活护理：根据病情及患者需要给予相应的生活护理。

12. 安全护理：对虚弱、病情不稳定、长期卧床等特殊患者，做好跌倒风险或褥疮风险评估，并落实相应防护措施，同时对患者及家属进行防跌倒、防褥疮等安全宣教。

13. 心理护理。

（1）了解患者的心理状态，及时给予心理疏导。

（2）有针对性地向患者介绍疾病相关知识、配合要点及注意事项，必要时告知其术后沟通的工具和方法，使患者有充分的思想准备。

【术后护理】

1. 体位：局部麻醉者平卧 2 小时；全身麻醉者去枕平卧 4 小时，头偏向一侧，完全清醒后可改为平卧或半卧位。

2. 休息与活动：局部麻醉者如无特殊术后当天可床边活动；全身麻醉者静卧 1 天，如无头晕、恶心、呕吐等不适，次日可起床活动；有特殊者，视患者实际情况而定。

3. 饮食护理：局部麻醉或表面麻醉患者术后 2 小时可进食温凉流质或半流质饮食；全身麻醉患者术后 6 小时开始进食流质饮食，视病情遵医嘱指导患者过渡到半流质饮食、软食、普食。禁烟、酒，避免酸辣、过硬、过热等刺激性食物。

4. 呼吸道管理：保持呼吸道通畅，必要时吸氧（氧流量视患者实际情况而定）、吸痰。

5. 用药护理：遵医嘱正确使用药物，并观察疗效和不良反应。

6. 病情观察。

（1）麻醉未清醒或病情不稳定者，每 15~30 分钟巡视 1 次；麻醉清醒后病情稳定者改为每 1 小时巡视 1 次；护理级别更改后按护理级别要求巡视。

（2）必要时给予床边心电监护及血氧饱和度监测。

（3）严密观察患者病情变化，具体内容如下：

1）生命体征，尤其是呼吸情况。

2）伤口恢复情况，切口周围皮肤是否有红、肿、热、痛等情况。

3）伤口渗血情况，通过观察伤口敷料渗血情况或唾液、痰的形状（患儿需观察是否存在频繁的吞咽动作），判断是否存在伤口出血。

4）是否存在缺氧症状，如吸气性软组织凹陷、口唇发绀及指甲发绀等。

5）是否有声音嘶哑情况。

（4）如发现异常，及时报告医生处理，并做好护理记录。

7. 对症处理：术后疼痛明显者，如冰敷颈部无效，可遵医嘱使用止痛剂。

8. 管道护理：各引流管做好标记，妥善固定，保持通畅，每班记录引流量，观察引流液的性质并记录。

9. 皮肤护理：根据病情及自理能力，按需给予床上擦浴或协助进行皮肤清洁。

10. 口腔护理：漱口液漱口，每天4次。根据病情及自理能力按需给予口腔护理，每天2次。

11. 安全护理：对虚弱、病情不稳定、绝对卧床等特殊患者，做好跌倒风险或褥疮风险评估，并落实相应防护措施，同时对患者及家属进行防跌倒、防褥疮等安全宣教。

12. 心理护理：气管切开及无喉者，存在一定的沟通障碍，护士要注意与患者沟通的方式、方法，态度要温和，必要时借助沟通手册、写字板等沟通工具。气管切开者参照"气管切开术一般护理常规"护理。

第四节　耳科一般护理常规

【术前护理】

1. 入院护理：按入院常规护理。

2. 饮食护理。

（1）给予清淡、易消化的饮食，禁烟、酒及刺激性食物。

（2）手术前，成人禁食12小时，禁饮4小时；>3岁小儿禁食（含固体食物和奶）8小时，禁饮2小时；≤3岁小儿禁食（含固体食物和奶）6小时，禁饮2小时。

3. 休息与活动：保证充足的休息。必要时，术前晚可遵医嘱予镇静剂，帮助睡眠。

4. 协助检查：根据病情需要、遵医嘱协助完成各项术前检查，并讲解各项检查的目的及配合要点。

（1）常规检查包括胸片、心电图、血常规、尿常规、凝血常规、肝肾功能等。

（2）专科检查包括纯音测听、声导抗、咽鼓管压力测定、鼓室图等听力检查，硬性耳内镜检查、耳部 CT、分泌物细菌培养、面神经功能等。

（3）必要时，遵医嘱术前 1 天完成交叉配血。

5. 用药护理。

（1）遵医嘱准确用药，观察疗效和不良反应。

（2）外耳道有脓液的患者，可遵医嘱使用抗生素滴耳液。滴药前用 3% 过氧化氢溶液及外用生理盐水清洁外耳道，并用棉签拭干。

（3）必要时，术前 1 天遵医嘱完成药物皮肤敏感试验。

（4）手术当天遵医嘱注射术前针。

6. 病情观察：根据患者实际情况及护理级别要求巡视患者，观察内容视患者情况而定。

7. 皮肤准备。

（1）术前 1 天，用生理盐水清洁患者患侧外耳道，必要时剪耳毛。

（2）根据手术需要确定备皮范围，剃除耳郭周围头发：耳部手术剃除 5~6cm，侧颅底手术剃除 9~10cm，前颅底手术剃除全部头发，有特殊要求者遵医嘱。洗净头部。

（3）术晨协助患者将头发梳理整齐。长头发患者将患侧头发梳向健侧，用皮筋固定。也可扎成小辫或梳成贴发三股辫，并用皮筋扎紧，以暴露手术野。备皮区周围如有短小毛发露出无法用皮筋固定，可用凡士林或发胶将其粘在辫子上或用剪刀剪去。

8. 一般准备。

（1）了解患者是否有糖尿病、高血压病、心脏病或其他全身疾病。了解女性患者月经来潮等特殊情况，如有特殊，及时与医生沟通。

（2）术前 1 天指导患者沐浴、剪指（趾）甲等。

（3）术晨测量生命体征，嘱患者排空大小便，协助患者更换患者服（贴身穿），取下所有贵重物品（包括首饰、手表等）、取下活动义齿及眼镜（包括隐形眼镜）交给家属保管，不可涂口红或指甲油。

（4）将病历及术中用物送入手术室。

9. 心理护理。

（1）了解患者的心理状态，及时给予心理疏导。

（2）有针对性地向患者介绍疾病相关知识、手术地点、手术时间、手术麻醉方式、配合要点及注意事项，必要时告知其术后沟通的工具和方法，使患者有充分的思想准备。

（3）介绍既往成功病例，鼓励患者积极配合治疗。

10. 特殊指导。

指导患者练习如何鼓腮、示齿、努嘴等动作，以便于术后有效判断面肌功能。

【术后护理】

1. 体位：全身麻醉术后未清醒者给予去枕平卧位，头偏向一侧。患者清醒后给予平卧或健侧卧位。

2. 休息与活动。

（1）局部麻醉者如无特殊，术后当天可床边活动。

（2）全身麻醉者静卧 1 天，如无头晕、恶心、呕吐等不适，次日可起床活动。

（3）人工镫骨手术者需绝对卧床 48 小时。

（4）有特殊情况者，视患者实际情况而定。

3. 饮食护理：如无恶心、呕吐等情况，局部麻醉或表面麻醉患者术后 2 小时可进食温凉流质或半流质饮食；全身麻醉患者清醒 6 小时后可进食流质或半流质饮食，之后视病情，遵医嘱指导患者过渡到软食、普食，以清淡、易消化饮食为宜，避免进食致敏、刺激的食物，避免患侧用力咀嚼食物。

4. 呼吸道管理：保持呼吸道通畅，必要时吸氧（氧流量视患者实际情况而定）、吸痰。

5. 用药护理：遵医嘱准确用药。

6. 病情观察。

（1）麻醉未清醒或病情不稳定者，每 15~30 分钟巡视 1 次；麻醉清醒后病情稳定者改为每 1 小时巡视 1 次；护理级别更改后按护理级别要求巡视。

（2）必要时给予床边心电监护及血氧饱和度监测。

（3）观察内容。主要包括如下几个方面：①意识状态、生命体征，视情况观察血氧饱和度；②伤口敷料渗血、渗透情况及有无松脱；③有无面瘫、恶心、呕吐、眩晕、眼震等症状；④伤口愈合情况。

（4）如发现异常，及时报告医生处理，并做好记录。

7. 生活护理：根据患者的病情和护理级别给予相应的生活护理。

8. 安全护理：对虚弱、眩晕、绝对卧床等特殊情况患者，应做好跌倒风险或褥疮风险评估，并落实相应防护措施，同时对患者及家属进行防跌倒、防褥疮等安全宣教。

9. 心理护理：耳部手术患者因听力有不同程度的损害而存在沟通障碍，所以护士要注意与患者沟通的方式，态度要温和，适当提高音量，减慢语速，必要时借助图片、写字板等沟通工具。

第五节　头颈外科一般护理常规

【术前护理】

1. 休息与活动：提供安静、清洁、舒适的环境，保持室内空气新鲜、流通，指导患者注意休息。

2. 体位：依据病情而定。

3. 饮食护理：按医嘱进食高热量、高蛋白、富含维生素、易消化食物。

4. 协助检查：按医嘱配合完成血常规、凝血功能、胸片、心电图等各项检查。

5. 对症处理。

（1）对于颈部有压迫症状者，备气管切开包，必要时进行气管切开。

（2）对于伴有高血压病者，遵医嘱监测血压变化，及时准确使用降血压药物；对于伴有糖尿病者做好血糖的监测，观察有无低血糖的发生。

6. 呼吸道管理：注意保暖，避免受凉。嘱患者戒烟。指导患者进行有效咳嗽及呼吸功能训练。

7. 用药护理：遵医嘱应用抗生素。

8. 治疗护理：对于需要抗凝治疗的患者，配合医生做好患者凝血时间的检查工作，积极处理异常的凝血功能。

9. 皮肤护理：给予术前备皮，指导或协助患者和家属进行手术野皮肤的清洁。

10. 心理护理：向患者介绍手术的目的、注意事项，必要时邀请手术成功的患者介绍恢复经验和体会。

【术后护理】

1. 体位：患者术后取平卧位，血压稳定后取半坐卧位。

2. 饮食护理：遵医嘱，视手术种类、麻醉方式及肠功能恢复情况而定。

3. 病情观察。

（1）测量血压、脉搏、呼吸，每小时 1 次，连续测量 6 次；平稳后可改为每 2~4 小时 1 次，连续监测 24 小时。

（2）观察有无切口渗血或出血的情况，以及引流管引流液的颜色、性质及量，注意有无出血征象。

4. 对症处理：观察患者疼痛的部位、性质及程度，减少或消除引起疼痛的原因，并给予对症处理。必要时遵医嘱给予口服镇静、止痛类药物。

5. 治疗护理：按医嘱给予吸氧。

6. 用药护理：根据医嘱给予抗炎、化痰等治疗。观察药物不良反应，及时报告医生处理。

7. 管道护理观察引流管引流液的颜色、量、性质及温度的变化，妥善固定，防止引流管阻塞、扭曲、折叠和脱落，定时更换引流袋，保证有效引流。

8. 口腔护理：禁食期间给予口腔护理，每天 2 次。

第六节　鼻内镜术后一般护理常规

【概述】

鼻内镜术是将传统的根治性或全部刮除鼻窦内黏膜的破坏性手术转变为在彻底清除病变的基础上，尽可能保留鼻腔及鼻窦的正常黏膜和结构，形成良好的通气和引流，促使鼻腔、鼻窦黏膜的形态和生理功能恢复的功能性手术。该手术可以达到依靠鼻腔及鼻窦自身生理功能的恢复来治愈鼻炎、鼻窦炎和鼻息肉的目的。它具有创伤性小、疗效确切、复发率低的显著优势。

【术前护理】

1. 执行鼻科术前一般护理常规。

2. 术前 1 天下午剪鼻毛，剃胡须，洗澡。

【术后护理】

1. 执行鼻科术后一般护理常规。

2. 执行全身麻醉护理常规。

3. 观察鼻腔渗血情况，嘱患者口内有分泌物时勿咽下，出血较多者要立即通知医师。

4. 观察有无并发症，如有复视、脑脊液鼻漏、失眠等症状时要立即通知医师。

5. 嘱患者安静休息，少说话，尽量避免咳嗽、打喷嚏、擤鼻，必要时张口呼吸可缓解症状。

6. 嘱患者少量多次饮水，以湿润喉部。

7. 在患者鼻腔填塞阶段给予雾化吸入和间断鼻额部冷敷，填塞时间为 48 小时左右。

【健康指导】

1. 鼻腔冲洗每日 2 次。

2. 定期复查，术后 1 个月内，按照预约时间复查，鼻腔冲洗每日 2 次。

3. 锻炼身体，增强体质，预防感冒。

4. 勿用力擤鼻，拔鼻毛，抠鼻子。

5. 手术恢复期禁食辛辣食物，禁烟、酒。

第七节　气管切开术一般护理常规

【概述】

气管切开术是一种切开颈段气管前壁，插入气管套管，并使患者通过气管套管呼吸的急救手术。

【目的】

解除喉源性呼吸困难、呼吸功能失常或下呼吸道分泌物潴留所致呼吸困难等。

【护理常规】

1. 紧急气管切开护理配合

（1）准备物品包括气管切开包、光源（头灯或鹅颈灯）、手术衣、氧气设备、无菌手套、负压吸引器及吸痰物品、药品（1% 利多卡因针剂、肾上腺素针剂）、气管套管（具体类型及型号根据患者年龄、性别及病情而定）、皮肤消毒用物、"Y"形小方纱及纱布若干。

（2）密切观察患者的意识及生命体征，尤其注意呼吸情况，必要时给予床边心电监护及血氧饱和度监测。

（3）根据病情给予吸氧，氧流量视实际情况调节。

（4）建立静脉通路。

（5）向患者说明紧急手术的目的及配合方法，安抚患者，使其尽量放松。

（6）患者取仰卧位，肩下垫枕，头后仰，头部保持正中位；严重的呼吸困难出现强迫体位者，可采取半坐位。

（7）打开气管切开包，协助皮肤消毒（消毒范围以切口为中心，直径>10cm）及局部麻醉。

（8）切开气管后去除肩下枕头，协助置入气管套管，扁带打死结固定气管套管，松紧度以能容纳一个手指为宜，用"Y"形小方纱垫于气管套管与切口之间，气囊气管套管予充气 4~6ml。

（9）及时吸除手术切口和气管内的血液和分泌物。

（10）气管切开前、中、后严密观察病情变化，包括生命体征、血氧饱和度、口唇颜色、甲床颜色、切口是否渗血、是否存在皮下气肿、气管套管是否通畅，及时做好护理记录。

（11）用物分类处置。

2. 术前护理

（1）物品准备包括吸氧装置、吸痰设备、紧急气管切开用物。

（2）患者取半卧位。有肿瘤压迫者可予侧卧位，或根据患者病情取合适体位。幼儿避免其哭闹及活动。

（3）必要时吸氧，氧流量视病情而定；痰液多或无法自行咳痰时予负压吸引。

（4）建立静脉通路，遵医嘱准确用药。

（5）尽快按医嘱协助患者完善各项检查，如胸片、心电图、血尿常规、凝血常规、肝肾功能等，并做好急诊手术的准备。

（6）择期手术，手术前成人禁食 12 小时，禁饮 4 小时；>3 岁小儿，禁食（含固体食物和奶）8 小时，禁饮 2 小时；≤ 3 岁小儿禁食（含固体食物和奶）6 小时，禁饮 2 小时。紧急情况下，立即送入手术室或床边施行手术。

（7）备皮上至下颌角，下至第 3 肋间，两侧至胸锁乳突肌。

（8）病情观察。

1）巡视频次按患者实际情况及护理级别而定。

2）必要时予心电监护、血氧饱和度监测。

3）观察患者的意识、三凹征 / 四凹征、喉喘鸣音、口唇 / 甲床颜色、饮食及睡眠情况，发现病情变化，立即向医生汇报并协助抢救。

（9）讲解手术和各项检查的目的及配合注意事项，向患者示范有效咳嗽、咳痰方法，注意术后沟通交流的方式、方法（如纸、笔和写字板等），指导患者自我放松方法。

3. 术后护理

（1）病室内空气新鲜，室内保持温度 18℃ ~20℃、湿度 60%~70%，可以预防气道内分泌物干燥、结痂、不易吸出。

（2）术后患者需专人护理，护士严密观察患者病情变化，定期测生命体征，注意有无出血、皮下气肿或发绀等情况。

（3）患者体位：局部麻醉术后患者可采取自主体位；全身麻醉术后患者取平卧位，4 小时后可取半卧位，6 小时后可下地活动；嘱患者颈部勿左右扭转。

（4）气道管理：保持呼吸道通畅，及时吸痰。护士巡视患者，听到痰鸣音应及时吸痰。一般每半小时至 2 小时吸痰 1 次；痰多黏稠时，可滴入生理盐水 3~5ml 再行吸痰。必要时给予雾化吸入，使用呼吸机的患者可采用持续雾化罐湿化气道。鼓励患者下床活动，护士每日拍背，指导患者有效咳嗽，避免肺部感染的发生。

（5）使硅胶套管气囊保持适度的压力（25mmHg），每隔 4~6 小时放气 1 次，预防因长期压迫气管内膜造成局部组织坏死、穿孔；也可防止胃内容物反流或口腔分泌物误吸造成的吸入性肺炎。

（6）术后系带松紧程度掌握在可放一指为宜。打死结，以免系带松开，导致插管脱出，出现危险。

（7）变换体位时注意套管的位置，严防插管脱出。使用呼吸机的患者翻身时注意勿牵拉管道，避免刺激呼吸道。

（8）使用呼吸机的患者应及时添加湿化罐内的蒸馏水，管道内及贮水罐内的水要及时倾倒，并注意保持管道低于颈部位置，避免水流进气道内。

（9）意识不清、烦躁的患者应约束双手，以免患者自行将插管拔出，危及生命。

（10）使用呼吸机的患者在吸痰时应先加大氧浓度至100%，此后再脱机吸痰，一次吸引时间不宜过长，注意观察血氧变化。

（11）严密观察呼吸机的各项指标，遇报警时，应仔细检查后方能解除报警；及时请示医师。

（12）监测体温4次/日，连续监测3日。

（13）预防感染。

1）病室的台面、地面用含氯消毒剂擦拭1~2次/日，室内空气用紫外线消毒2次/日。

2）严格无菌操作：操作前、后彻底清洗双手，吸痰时戴无菌手套。每次吸痰用一次性吸痰管，先吸尽气道内的痰液，再吸除口腔、鼻腔内的痰液及分泌物。

3）仔细观察痰液的颜色、性质及量，如有异常及时留取标本送检。

4）保持喉垫的局部清洁，每日更换1~2次，分泌物多时应随时更换，同时观察切口局部皮肤有无红肿、渗液及渗血等。

5）定期行空气培养及管道细菌培养。

6）口腔护理每日2次，神志清醒的患者可自行刷牙，防止上呼吸道感染及口腔并发症的发生。

7）病情危重且无肺部感染的患者，定时翻身、拍背，使痰液松动易吸出；有肺部感染的患者，要根据胸片掌握肺部感染的主要部位，侧重于患侧叩背及引流，以利于痰液排出，减轻肺部感染。

8）如患者用金属套管，护士每日晨、晚消毒内套管各1次。

9）拔管：先试行堵管24~48小时，无呼吸困难者可拔管。

10）鼓励患者下地活动，有利于痰液的排出，限制家属探视，减少感染的发生。

（14）气道湿化。

1）雾化吸入法：目的是治疗和预防呼吸道炎症、稀释痰液、促进排痰。

常用的药物为糜蛋白酶、地塞米松、布地奈德等。吸入时间为15~20分钟/次，4~6次/日。

2）持续雾化罐湿化气道：采用蒸馏水持续加温（34℃ ~37℃）湿化，减少对呼吸道的刺激。

3）人工鼻的应用：气管切开非机械通气人工气道患者，气管套管上加戴人工鼻，可以有效减少经气道的水分流失。（注意：使用过程中，每日更换1次，如有痰液污染，随时更换。）

【健康教育】

1.气管切开管道外口处覆盖湿纱布保湿，避免悬浮在空气中的异物随患者呼吸进入下呼吸道。

2.患者避免去人群聚集的地方，居住环境注意通风。

3.人工气道避免牵拉，防止管道脱出。

4.佩戴人工鼻的患者，如有痰液污染，应当立即更换。

第二章　围手术期患者管理

第一节　饮食管理

【概述】

围手术期的患者机体处于高代谢状态，常常出现负氮平衡和钾、磷、钙丢失。口咽部手术的病人，围手术期不仅要保证均衡饮食和充足营养，而且需保持口咽部清洁，避免食物残留在口腔内引起术区感染。饮食管理（dietarymanagement）是指通过适当的途径给予患者均衡的饮食及充足的营养，避免食物残渣滞留在口咽部，以促进患者康复。

【目的】

通过制订有针对性的营养计划，根据计划对患者进行饮食护理，帮助患者摄入足量、合理的营养素，促进疾病康复。

【围手术期饮食管理】

1.中国居民合理膳食（见图2-1）

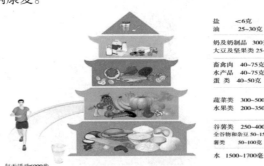

图2-1　中国居民平衡膳食宝塔

2. 医院饮食种类

（1）基本饮食：包括普通饮食、软质饮食、半流质饮食和流质饮食四种。

1）普通饮食：适用于消化功能正常、无特殊饮食限制、体温正常、病情较轻或恢复期的患者。饮食原则：营养平衡、美观可口、易消化、无刺激性的食物。

2）软质饮食：适用于消化吸收功能差、低热、咀嚼不便、消化道术后恢复期的患者。饮食原则：营养平衡、易消化、易咀嚼、软、碎、烂、少油炸、少油腻、少粗纤维及强烈刺激性调料。

3）半流质饮食：适用于中等发热、有口腔疾患、体弱、手术后患者。饮食原则：食物呈半流质、无刺激性、易消化、易咀嚼、易吞咽、纤维少、营养丰富；少食多餐。胃肠功能紊乱者禁用含纤维素或易引起胀气的食物，痢疾患者禁用牛奶、豆浆、过甜食物。

4）流质饮食：适用于口腔疾患、各种大手术后、急性消化道疾病、高热、病情危重、全身衰竭的患者。饮食原则：食物呈液体状、易消化、易吞咽、无刺激性；所含热量与营养素不足，只能短期食用；通常辅以肠外营养以补充热量和营养。

（2）治疗饮食：包括高热量饮食、高蛋白饮食、低蛋白饮食、低脂肪饮食、低胆固醇饮食、低盐饮食、无盐低钠饮食、高纤维素饮食和少渣饮食九种。

1）高热量饮食：适用于热能消耗较高的患者，如甲状腺功能亢进症、结核病、大面积烧伤、肝炎、胆道疾病、体重不足患者及产妇等。饮食原则：在基本饮食基础上加餐 2 次，可进食牛奶、豆浆、鸡蛋、藕粉、蛋糕、巧克力及甜食等。每日摄入总热量约为 3000kcal。

2）高蛋白饮食：适用于高代谢疾病，如烧伤、结核、恶性肿瘤、贫血、甲状腺功能亢进、大手术后等患者，肾病综合征、低蛋白血症者及孕妇、乳母等。饮食原则：基本饮食的基础上增加高蛋白质的食物，尤其是优质蛋白。每日摄入总热量为 2500~3000kcal。

3）低蛋白饮食：适用于限制蛋白质摄入患者，如急性肾炎、尿毒症、肝性脑病等患者。饮食原则：应补充蔬菜和含糖高的食物，以维持正常热量。成人饮食中蛋白含量不超过 40g/d，根据病情酌情减至 20~30g/d。肾功能不全者应摄入动物蛋白，忌食豆制品；肝性脑病患者应以摄入植物蛋白为主。

4）低脂肪饮食：适用于肝、胆、胰疾患以及高脂血症、动脉硬化、高血压病、冠心病、肥胖症、腹泻等患者。饮食原则：脂肪含量小于 50g/d，饮食宜清淡、少油腻，禁食肥肉、蛋黄、动物脑。高脂血症及动脉硬化患者不必限制植物油（椰子油除外），肝、胆、胰疾病患者少于40g/d，尤其要限制动物脂肪的摄入。

5）低胆固醇饮食：适用于高胆固醇血症、高脂血症、动脉硬化、高血压病、冠心病等患者。饮食原则：胆固醇摄入量＜300mg/d；少用或禁用含胆固醇高的食物，如动物脑和内脏、鱼籽、蛋黄、肥肉、动物油等。

6）低盐饮食：适用于心脏病、急慢性肾炎、肝硬化伴腹水、先兆子痫、高血压病及水肿较轻的患者。饮食原则：成人进食盐量＜2g/d，不包括食物中自然存在的氯化钠。禁食腌制品食物，如咸菜、咸肉、咸蛋、皮蛋、火腿、香肠、虾皮、虾米等。

7）无盐低钠饮食：同低盐饮食，一般适用于水肿较重者。饮食原则：无盐饮食。饮食中含钠量＜0.7g/d，除食物内自然含钠外，烹饪时不放食盐，低钠饮食需控制摄入食品中自然存在的含钠量，一般应＜0.5g/d。

8）高纤维素饮食：适用于便秘、肥胖症、高脂血症、糖尿病等患者。饮食原则：食用含纤维素多的食物，如韭菜、芹菜、卷心菜、粗粮、豆类、竹笋等。

9）少渣饮食：适用于伤寒、痢疾、腹泻、肠炎、食管胃底静脉曲张、咽喉部及消化道手术的患者。饮食原则：食用含纤维素少的食物，禁食刺激性调味品及坚硬、带碎屑的食物。肠道疾患少用油脂。

（3）试验饮食：包括隐血试验饮食、肌酐试验饮食、尿浓缩功能试验饮食、甲状腺 ^{131}I 试验饮食、胆囊造影饮食五种。

1）隐血试验饮食：适用于大便隐血试验的准备，协助诊断消化道有无出血。饮食原则：试验前3天起禁食易造成隐血试验假阳性结果的食物，如肉类（尤其是肝类）、动物血、绿色蔬菜、含铁丰富的药物或食物等。可进食牛奶、豆制品、土豆、白菜、菜花、山药、冬瓜、白萝卜、米饭、面条、馒头等，第4天开始留取粪便做隐血试验。

2）胆囊造影饮食：适用于需进行造影检查胆囊、胆管、肝胆管疾病患者。饮食原则：①检查前1天中午进食高脂肪饮食，以刺激胆囊收缩和排空，有助于显影剂进入胆囊。②检查前1天晚上进食无脂肪、低蛋白、高糖类饮食，晚餐后口服造影剂。禁食、水至次日上午。③检查当天早晨禁食，第一次X线摄片后，若胆囊显影良好可进高脂肪餐（油煎荷包蛋2只或高脂肪餐，脂肪含量25~50g），餐后30分钟进行第二次X线摄片观察胆囊收缩情况。检查完毕，当日应进低蛋白、低脂肪餐。

3）甲状腺 ^{131}I 试验饮食：适用于协助测定甲状腺功能患者。饮食原则：试验期为 2 周，试验期间禁用含碘高的食物，如海带、海蜇、海米、海参、紫菜、虾、鱼、加碘食盐等，以排除外源性摄入碘对检查结果的干扰；禁用碘做局部消毒。2周后做甲状腺 ^{131}I 功能测定。

4）肌酐试验饮食：适用于测定尿肌酐清除率和血肌酐含量，协助检查肾小球滤过功能的患者。饮食原则：试验期为 3 天，试验期间禁食肉类、蛋禽类、鱼类，忌饮茶和咖啡，主食摄入量 < 300g/d，蛋白质摄入量 < 40g/d，排除外源性肌酐的影响；蔬菜、水果、植物油不限。热量不足可以添加藕粉或含糖点心等，第 3 天测尿肌酐清除率及血肌酐含量。

5）尿浓缩功能试验饮食（干饮食）：适用于做尿浓缩功能试验的患者，检查肾小管的浓缩功能。饮食原则：试验期为1 天，控制全天饮食中的水分，总量在500~600ml。禁食含水量高的食物，可进食含水分少的食物，如米饭、馒头、面包、炒鸡蛋、土豆、豆腐干等，烹调时尽量不加水或少加水；避免食用过甜或过咸的食物。蛋白质供给量为1g/（kg·d）。

3. 五官科患者进食原则

（1）鼻腔填塞，小口进食。

（2）流质饮食，无米少渣。

（3）冷热适中，宁凉勿烫。

（4）少时多餐，总量控制。

（5）餐后饮水，冲洗口咽。

（6）食后漱口，避免感染。

4. 围手术期饮食护理

（1）术前饮食护理

1）评估营养状况：评估营养状况和治疗营养不良是术前准备的重要内容，在促进快速康复方面具有重要意义。术前营养支持的方式优先选择经口营养或肠内营养，根据患者个体情况设定每日营养目标。

2）进食护理

①进食前：给予患者饮食教育，根据患者所需的饮食种类进行指导，说明意义，取得配合。做好进食环境准备工作，暂停非紧急的治疗及护理工作。协助患者洗

手及清洁口腔，采取舒适的进餐姿势等。

②进食中：鼓励并协助患者进食，对于不能自行进食者，应根据患者进食习惯耐心喂食，进食温度应适宜，防止烫伤；对禁食或限量饮食者应交接班；对需要增加饮水量者，宜在白天饮入一天水量的3/4，以免夜间饮水多，影响睡眠；对于限制饮水量者，应向其说明原因。

③进食后：及时撤去餐具，清理食物残渣，清理床单。协助病人饭后洗手、漱口或进行口腔护理。

3）术前禁食及口服碳水化合物：长时间禁食使患者处于代谢的应激状态，可致胰岛素抵抗，不利于降低术后并发症的发生率。《2016 ERAS 专家共识》建议无胃肠道动力障碍患者术前6小时禁食固体食物，术前2小时禁食清流质。若患者无糖尿病病史，推荐术前2小时饮用400ml含12.5%碳水化合物的饮料，可缓解饥饿、口渴、焦虑情绪，降低术后胰岛素抵抗和高血糖的发生率。

（2）术后饮食护理

1）促进肠功能恢复的措施包括：多模式镇痛、减少阿片类药物用量、控制液体用量、实施微创手术、使用选择性外周阿片受体拮抗剂、不留置鼻胃管、咀嚼口香糖、早期进食和下床活动等。

2）尽快经口进食

①局部或区域阻滞麻醉者：术后无恶心呕吐的情况下即可进食、进水。

②全身麻醉者：在病人麻醉作用消失，无恶心呕吐的前提下，术后3小时少量饮水，先饮水50ml，一方面饮水使胃肠功能被及时唤醒，另一方面可观察胃肠道功能。

3）必要时口服营养制剂：尽管尚缺乏足够证据，但建议对于术前存在营养不良的患者于早期进食过程中给予口服营养制剂，以达到目标摄入量；对于出院时仍达不到推荐摄入量60%的患者，应给予补充性肠外营养或全肠外营养。

第二节　排泄管理

【概述】

排泄（discharge）是机体将新陈代谢的产物排出体外的生理过程，是人体的基本生理需要之一，也是维持生命的必要条件。排泄管理包括排尿管理和排便管理。

一、排尿异常

正常的尿液排泄本质上是一种脊髓反射，受中枢神经系统包括大脑皮质、脑桥和脊髓的调控，协调膀胱和尿道的功能。排尿异常主要以尿量异常、膀胱刺激征、尿失禁和尿潴留为主。

【目的】

1. 了解耳鼻咽喉头颈外科患者排尿异常的原因，并提出个性化护理对策，促使患者养成正常的排尿习惯，帮助并指导患者恢复和维持正常的排泄状态。

2. 尿失禁患者通过康复功能锻炼，能重建正常的排尿功能，保护会阴部皮肤，防止失禁性皮炎及其他并发症。

【护理要点】

1. 尿量异常：尿量异常是指 24 小时总尿量的异常，包括多尿、少尿、无尿。正常成人 24 小时总尿量为 1000~2000ml。

多尿：24 小时尿量超过 2500ml，见于糖尿病、尿崩症患者。

少尿：24 小时尿量少于 400ml 或每小时尿量少于 17ml 者，见于心脏疾病、肾脏疾病和休克患者。

无尿或尿闭：24 小时尿量少于 100ml，或 12 小时内无尿者，见于严重休克、急性肾衰竭患者。

护理措施：

（1）记录 24 小时出入液量和尿比重，监测酸碱平衡和电解质变化，监测体重变化。

（2）根据尿量、尿色异常的情况监测相关并发症，有无脱水、休克、水肿、心力衰竭、高血钾、低血钾、高血钠、低血钠表现等。

（3）遵医嘱补充水、电解质。

2. 膀胱刺激征：膀胱刺激征包括尿频、尿急和尿痛。有膀胱刺激征时常伴有血尿，产生膀胱刺激征的原因主要有膀胱感染、尿道感染和机械性刺激，主要进行对症治疗及护理。

尿频：单位时间内排尿次数增多，多是由膀胱炎症或机械性刺激引起的。

尿急：患者突然有强烈尿意、不能控制需立即排尿者，是由于膀胱三角或后尿道的刺激，造成排尿反射活动特别强烈。

尿痛：排尿时膀胱区及尿道有疼痛感，为病损处受刺激所致。

护理措施：

（1）休息与饮食的护理：急性期或发作期要卧床休息，进食清淡富有营养的食物，补充多种维生素，每天饮水量 > 2000ml，可增加尿量，减少尿路感染。

（2）尿痛不适的护理：多饮水，使尿量增多以冲刷尿路，减少炎症对膀胱的刺激。

（3）高热护理：体温 > 39℃时，应进行物理降温，必要时可按医嘱给予药物降温。

（4）疼痛护理：指导病人进行膀胱区热敷或按摩，以缓解疼痛。

（5）药物护理：按医嘱给予抗生素，目前多用复方磺胺甲基异唑、诺氟沙星、氨苄西林或头孢氨苄，注意观察药物不良反应。口服碳酸氢钠可碱化尿液，减轻尿路刺激征。

（6）健康指导：向病人解释尿路刺激征多见于尿路感染，其诱因多为过度劳累、会阴部不清洁及性生活不洁等；平日病人应合理安排工作、生活，不要过劳；定期清洁会阴部；性生活后冲洗会阴部并排尿；多饮水，不憋尿；可预防尿路感染复发。

3. 尿潴留：尿潴留是尿液存留在膀胱内不能自主排出，膀胱容积增至3000~4000ml，下腹部膨隆，膀胱高度膨胀至脐部，有疼痛及压痛。尿潴留见于①尿道或膀胱颈部阻塞，如前列腺肥大、肿瘤；②排尿神经反射障碍，如膀胱肌肉麻痹、直肠或盆腔内手术后等；③某些心理因素。

护理措施：

（1）机械性梗阻，给予对症处理。

（2）非机械性梗阻

1）安慰患者，给予心理支持，消除焦虑紧张情绪。

2）病情许可时协助患者采用习惯姿势排尿，如扶患者抬高上身，取半卧位或坐位。

3）按摩、热敷下腹部，解除肌肉紧张，促进排尿。

4）提供隐蔽的排尿场所，适当遮挡患者，有利于患者自我放松。

5）利用条件反射，诱导排尿，如听流水声或用温水冲洗会阴。

6）针灸治疗：针刺中极、曲骨、三阴交穴。

7）指导卧床患者正确使用适合便器。

8）必要时使用药物治疗，根据医嘱肌肉注射氯化卡巴胆碱等。

9）经上述处理无效时，采用导尿术或耻骨上膀胱穿刺术。

4. 尿失禁：膀胱内尿液不能受意识控制而随时流出，包括真性尿失禁、充盈性尿失禁和压力性尿失禁。

真性尿失禁：尿道括约肌损伤或神经功能失常时出现。

充盈性尿失禁：当膀胱压力超过尿道阻力时出现。

压力性尿失禁：当咳嗽、打喷嚏、提举重物等造成腹内压增加时出现。

护理措施：

（1）安慰患者，给予心理支持，消除羞涩、焦虑、自卑情绪。

（2）保持会阴部清洁干燥，做好皮肤护理，必要时应用皮肤保护膜，防止失禁性皮炎的发生。

（3）正确使用接尿装置：女患者可用女士尿壶或接尿器紧贴外阴接取尿液；男患者可用男用尿壶或阴茎套连接集尿袋，接取尿液，但此法不宜长期使用。

（4）指导患者进行会阴部肌肉收缩和放松的锻炼，加强尿道括约肌的作用，恢复控制排尿功能。每2~3小时督促患者排尿一次，养成定时排尿习惯。

（5）排尿时采取正确体位，指导患者自己用手轻按膀胱，并向尿道方向压迫，促进尿液排空；对夜间尿频者，晚餐后可适当限制饮水量。

（6）长期尿失禁者可留置导尿管，注意保持会阴部皮肤清洁干燥，保持尿管引流通畅，避免导尿管受压、打折，翻身及床上活动时防止牵拉。尿道口护理2次/天，定时更换集尿袋，及时倾倒尿液，鼓励患者多饮水，防止泌尿系感染。

【健康指导】

1. 向患者及家属讲解排尿管理的重要意义，提高患者的依从性。

2. 指导患者加强自我管理，最大程度减少排尿异常情况的发生。

3. 养成良好的饮水习惯，成人 1200~1500ml/d，卧床患者 2000~3000ml/d，稀释尿液，防止出现泌尿系感染或结石。

4. 指导患者适当地运动，增加腹部及会阴部的肌肉力量。卧床患者活动受限，应做局部肌肉锻炼，指导患者有节律地做会阴部肌肉的收缩与放松活动，以增加会阴部肌肉的张力。

5. 养成定时排尿的习惯。

二、排便异常

粪便是食物由口进入胃和小肠消化吸收后，残渣贮存于大肠内，其中一部分水分被大肠吸收，其余均经细菌发酵和腐败作用后形成。耳鼻咽喉头颈外科患者由于外界的刺激、损伤性疼痛、卧床姿势改变等原因，导致排便异常，包括便秘、粪便嵌塞、腹泻、便失禁和肠胀气。

【目的】

1. 了解耳鼻咽喉头颈外科患者排便异常的原因，并提出个性化护理对策，养成良好的排便习惯，帮助并指导患者恢复和维持正常的排泄状态，提高患者舒适度。

2. 便失禁患者能通过康复功能锻炼，相对控制排便，保护肛周皮肤，防止失禁性皮炎及其他并发症。

【护理要点】

1. 便秘：正常排便形态改变、粪质干硬，排便次数减少，排便困难。

护理措施：

（1）提供适当的排便环境：单独隐蔽的环境，充裕的排便时间，避开查房、治疗护理和进餐时间，消除紧张情绪，保持心情舒畅，利于排便。

（2）对手术患者，术前有计划地进行卧位排便练习，以防术后出现排便困难。可指导患者肘部支撑床面，单腿或双腿屈膝抬臀，将便器置于臀下，避免拖拽，防止皮肤擦伤。

（3）选取适宜的排便姿势：在床上使用便器时，最好采取坐位或半卧位，利用重力作用增加腹内压促进排便。病情允许时，指导和协助患者如厕排便。

（4）腹部环形按摩：排便时用手沿结肠解剖位置自右向左环行按摩，促使降结肠的内容物向下移动，并可增加腹内压，促进排便。指端轻压肛门后端也可促进排便。

（5）遵医嘱给予口服缓泻药物：缓泻药可加快肠蠕动，加速肠内容物的运行，起到导泻的作用。应根据患者的特点及病情遵医嘱使用，老人、儿童应选择作用缓和的泻药如麻仁胶囊等，慢性便秘的患者可选用蓖麻油、番泻叶等接触性泻药。

（6）使用简易通便剂：简易通便剂可软化粪便，润滑肠壁，刺激肠蠕动，促进排便。常用的有开塞露、甘油栓等。

（7）以上方法均无效时，遵医嘱给予灌肠。

2. 粪便嵌塞：指粪便持久滞留堆积在直肠内，坚硬不能排出。

护理措施：

（1）早期可使用栓剂、口服缓泻药来润肠通便。

（2）必要时先行油类保留灌肠，2~3小时后再做清洁灌肠。

（3）以上方法均无效时，采用人工取便。具体方法为：术者戴上手套，将涂润滑剂的示指慢慢插入患者直肠内，触到硬物时注意大小、硬度，然后机械地破碎粪块，一块一块地取出。操作时应注意动作轻柔，避免损伤直肠黏膜。注意事项：此方法易刺激迷走神经，故心脏病患者、脊椎受损者需慎重使用。操作中如患者出现心悸、头昏时需立刻停止。

3. 腹泻：正常排便形态改变，频繁排出松散稀薄的粪便甚至水样便。

护理措施：

（1）去除原因：如肠道感染者应遵医嘱给予抗生素治疗。

（2）卧床休息：减少肠蠕动，注意腹部保暖，对不能自理的患者应及时给予便器，消除患者焦虑不安的情绪。

（3）膳食调理：鼓励患者饮水，酌情给予清淡的流质或半流质食物，避免油腻、辛辣、高纤维食物，严重腹泻时可暂禁食。

（4）防止水和电解质紊乱：按医嘱给予止泻药、口服补液盐或静脉输液。

（5）保护皮肤完整性：避免出现粪水性皮炎。特别是婴幼儿、老人、身体衰弱者，每次便后用软纸轻擦肛门，温水清洗，并在肛门周围涂油膏。

（6）记录排便的性质、次数等，必要时留取标本送检。病情危重者，注意生命体征变化。如疑为传染病则按肠道隔离原则护理。

4.便失禁：肛门括约肌不受意识控制而不自主排便。

护理措施：

（1）安慰患者，给予心理支持，消除羞涩、焦虑、自卑情绪。

（2）保持肛周清洁干燥，每次便后用温水洗净肛门周围及臀部，肛门周围涂软膏，做好皮肤护理，必要时应用皮肤保护膜，防止粪水性皮炎的发生。注意观察骶尾部皮肤变化，预防压力性损伤的发生。

（3）指导患者采用不同体位进行肛门括约肌及盆底部肌肉收缩锻炼。肛门括约肌收缩锻炼：试做排便动作，先缓慢收缩肌肉，再缓慢放松，以患者感觉不疲乏为宜。骨盆肌肉锻炼：深吸气，紧缩肛门 10~15 秒，然后深呼气，放松肛门，如此重复，每天做 2~3 次，每次以 15 分钟为宜。

（4）了解患者排便时间，掌握患者排便规律，定时给予便器，让患者养成定时排便习惯。

（5）定时开窗通风，保持室内空气清新；及时更换污湿衣裤、被单，保持衣服、床褥清洁。

5.肠胀气：胃肠道内有过量气体积聚不能排出。

护理措施：

（1）指导患者养成细嚼慢咽的良好饮食习惯。

（2）去除引起肠胀气的原因。如勿食产气食物和饮料者，禁食禁饮产气品，既往有肠道疾病患者，积极治疗肠道疾患等。

（3）鼓励患者适当活动。卧床患者可做床上活动或变换体位，具备下床活动条件者可协助患者下床活动如散步，以促进肠蠕动减轻肠胀气。

（4）轻微胀气时，可行腹部热敷或腹部按摩、针刺疗法。严重胀气时，遵医嘱给予药物治疗或行肛管排气。

【健康指导】

1.向患者及家属讲解排便管理的重要意义，提高患者的依从性。

2.指导患者加强自我管理，最大程度减少排便异常情况的发生。

3. 指导患者正确掌握所使用药物的用法。如通便药物的使用注意事项，开塞露等简易通便法的使用操作流程，避免因便秘及肠胀气等引起不舒适感。

4. 合理安排膳食，多摄取可促进排便的食物和饮料。培养良好的饮食、饮水习惯，定时排便。

5. 病情允许时，制订个体化运动计划，鼓励患者进行适当运动，如散步、做操、打太极拳等。

6. 脑脊液鼻漏、高血压病、心脏病患者，避免用力排便，必要时遵医嘱用药。

7. 保持肛周皮肤清洁干燥，做好皮肤护理。

第三节　睡眠管理

【概述】

睡眠是人类不可缺少的生理过程，充足的睡眠时间和高效的睡眠质量是机体复原整合的重要过程。睡眠障碍指睡眠量不正常及睡眠中出现异常行为的表现，是睡眠 – 觉醒正常节律性交替紊乱的表现。睡眠问题是耳鼻咽喉头颈外科患者围手术期常见的问题之一。鼻塞、上气道堵塞、睡眠呼吸暂停等原因，可以影响患者睡眠质量。长期的睡眠问题可造成自主神经功能紊乱、消化功能障碍等，甚至导致免疫机能降低，不利于康复。

影响睡眠的因素有焦虑、恐惧、抑郁等情绪，躯体不适，夜间治疗操作影响及病房环境干扰等。

【目的】

1. 患者主诉入睡轻松，睡眠连续或中断后亦可再次入睡，对睡眠时长满意（不论是否应用催眠药）。

2. 晨起精神饱满，情绪稳定，可适应环境，积极面对困难。

3. 明确失眠原因，发现不良情绪及时给予心理干预。

4. 患者对催眠药物没有依赖，无不良反应发生。

5. 患者有睡眠发作性异常时，无意外发生。

【围手术期睡眠管理】

基本原则：根据评估结果给予适当的干预，保证充足的睡眠时间和高效的睡眠质量。

1. 帮助患者建立规律的作息时间。

2. 帮助患者创造良好的入睡条件。

（1）病室空气新鲜，温度适宜。

（2）降低室内外噪声，有监护仪时将仪器报警声调低至35分贝。

（3）尽量减少陪侍人。

（4）夜间巡视病房时，尽量关亮灯、开夜灯。

（5）操作时注意做到"四轻"，即走路轻、操作轻、说话轻、关门轻。

3. 不良行为的干预：嘱患者按时就寝、停止谈话、禁止高声喧哗和剧烈活动，切勿使用电子设备影响睡眠。如暂时不能入睡，应尽量闭眼安静卧床，平静呼吸，切勿下床。

4. 疼痛管理：疼痛是影响睡眠的主要因素，护理人员应改变对疼痛的观念，切忌认为是正常现象而被忽视。护理人员应倾听患者的主诉，细致观察患者反应，及时准确地进行疼痛评估，采取放松法转移患者注意力，进行心理疏导，遵医嘱合理使用止痛药物等方法，有针对性地采取措施减轻患者的疼痛。

5. 心理护理。

（1）建立良好的治疗性护患关系，及时识别患者不良情绪，适时使用相关心理测评量表进行评定。

（2）引导患者合理释放不良情绪，注意倾听患者的主诉，有针对性地向患者进行疾病相关知识宣教，消除患者的心理负担。

（3）对接触被动或恐惧手术的患者，要多接触交谈，交流中需态度温和；要耐心细致观察，以了解和排除造成恐惧心理的因素。

（4）如发现患者有严重不良情绪时，要及时向医生汇报，必要时请精神科医生会诊。

6. 药物管理：护士遵医嘱准确给予催眠药助眠。

（1）催眠药属于精神类药品，应由护士集中统一管理及发放，不可交于患者自服，以免发生不良事件。

（2）给药后要及时准确地观察并记录患者睡眠改善情况及不良反应，如有无头晕、口干、恶心、呼吸抑制、视力模糊、低血压等，为医生诊疗提供信息。

【健康指导】

1.保持有规律的作息制度，养成按时入睡的习惯，一般夜间要在11点以前入睡。

2.睡前8小时远离咖啡和尼古丁。

3.白天打盹可能会导致夜间睡眠时间被"剥夺"。白天的睡眠时间应严格控制在1小时以内，下午3点后不再睡觉。

4.睡前做好个人卫生，如清洁口腔、洗脸、洗脚、排空大小便、清洁会阴部和臀部、热水泡脚、协助进行温水擦浴等，确保身体清爽、温暖和舒适。

5.养成良好的饮食习惯，晚餐不要过饱或过少，睡前不要吃零食、喝咖啡、喝浓茶等使人兴奋的食品。

6.保持安静。睡前1小时应避免听音乐、闲聊、打电话等可引起情绪波动的活动；关掉电视、收音机、电脑、手机等电子产品。

7.睡眠时宜穿宽松、柔软的内衣；保持正确的睡眠姿势。

8.夜间起夜时注意防止跌倒，做到起床"三部曲"，确定可正确移位与上下床时需缓慢改变姿势，先坐起2~3分钟后，待无眩晕感再下床。

第四节　血压管理

【概述】

围手术期高血压是指外科手术住院期间（包括手术前、手术中和手术后，一般3~4天）伴发的急性血压增高(收缩压、舒张压或平均动脉压超过基线20%以上)。可见于术前无高血压病者、高血压病者血压已控制及高血压病血压未控制者。

围手术期高血压急症是指在围手术期出现短时间血压突然和明显增高，一般指超过180/120mmHg。围手术期高血压增加术中和术后的出血量，诱发或加重心肌缺血、心功能不全、肾功能不全，增加手术并发症发生率及手术期死亡率。

导致围手术期高血压的常见原因有既往高血压病史、疼痛、心理因素、麻醉因素、手术因素、血容量过多、膀胱过度充盈、低氧血症和体温过低等。

【目的】

围手术期各部门密切配合达到良好的血压控制，以防止发生出血、脑卒中、心肌梗死和急性心力衰竭，保护靶器官功能。

【围手术期血压管理】

1. 围手术期血压管理的目标：降压目标取决于手术前患者血压情况，一般应降至基线的 10%；易出血或严重心力衰竭患者可以降至更低。

2. 饮食管理：低盐低脂饮食是高血压病患者的基础治疗性饮食，围手术期患者由于钠盐摄入不足、丢失过多，容易出现电解质紊乱。因此，应根据患者电解质情况，调节钠盐的摄入。

3. 血压监测。

高血压病患者在手术前应继续降压治疗，并注意严密监测血压变化，及时发现血压波动，合理调整药物。所有患者术前不宜停用 β 受体阻滞剂和可乐宁，否则可能引起血压和心率的反跳。服用短效降压药者术前数日宜换用长效降压药物，降压药物应在手术当天早晨继续服用。不能口服降压药的患者可以静脉或舌下含服 β 受体阻滞剂，也可使用可乐定皮肤贴剂。长期服用利血平的患者最好术前 7 天停服并改用其他降压药物，以保证手术和麻醉安全。高血压急症或亚急症应避免舌下含服硝苯地平片。

4. 降压药物的使用。

（1）降压药物使用的基本原则：从小剂量开始，优先选择长效制剂，联合用药，遵循个体化原则。

（2）降压药物的分类（常用降压药物见表 2-1）。

表 2-1 常用降压药物

种类	作用机制	常用药物
钙离子拮抗剂 CCB	主要通过阻断血管平滑肌细胞上的钙离子通道发挥扩张血管、降低血压的作用	氨氯地平、左旋氨氯地平、非洛地平、硝苯地平控释片/缓释片、尼群地平
血管紧张素转化酶抑制剂 ACEI	抑制血管紧张素转换酶，阻断肾素-血管紧张素系统发挥降压作用。对于高血压患者具有良好的靶器官保护和心血管终点事件预防作用	培哚普利、贝那普利、福辛普利、依那普利
血管紧张素 II 受体拮抗剂 ARB	抑制血管紧张素 II 1 型受体发挥降压作用。可降低心血管病患者心血管并发症和高血压病患者心血管事件危险的发生率	氯沙坦钾、缬沙坦、厄贝沙坦、替米沙坦
利尿剂	主要通过利钠排尿、降低高血容量负荷发挥降压作用	氢氯噻嗪、吲达帕胺、螺内酯
β 受体阻滞剂	主要通过抑制过度激活的交感神经活性、抑制心肌收缩力、减慢心率发挥降压作用	美托洛尔、比索洛尔、阿罗洛尔
α 受体阻滞剂	不作为一般高血压治疗的首选药，适用于高血压伴前列腺增生患者，也用于难治性高血压患者的治疗	哌唑嗪、特拉唑嗪
其他	可乐定是中枢性抗高血压药；利血平主要通过消耗外周交感神经末梢的儿茶酚胺而发挥降压作用	

5. 高血压急症降压药物的应用。

高血压急症时的降压药物首选静脉用药。（常用静脉使用降压药物见表 2-2）

表 2-2　常用静脉使用降压药物

药物	作用机制	用法	不良反应
硝普钠	同时扩张动脉和静脉。立即起效，持续时间 1~2 分钟	起始以 0.25~0.5 μg（kg·min）速率静滴，每隔 1~2 分钟增加剂量，直至 10 μg（kg·min）。注意避光。每 6~8 小时应更换新鲜配液	恶心、呕吐、肌颤、出汗，长期或大剂量使用可发生硫氰酸中毒
硝酸甘油	扩张静脉和选择性扩张冠状动脉与大动脉。2~5 分钟起效，持续 5~10 分钟	起始以 5 μg/min 速率静滴，每隔 5~10min 增加剂量，直至 100 μg/min	心动过速、面部潮红、头痛和呕吐等
酚妥拉明	扩张全身小动脉，降低周围血管阻力，增加心排血量。1~2 分钟起效，持续 10~30 分钟	2.5~5mg 加入 5% 葡萄糖 20ml 静注，后以 0.5~1mg/min 速度静滴维持	心动过速、头晕、面部潮红
尼卡地平	为二氢吡啶类 CCB，有较高的动脉血管选择性，降压作用同时改善脑血流量。5~10 分钟起效，持续 1~4 小时	起始以 0.5 μg（kg·min）速度静脉滴注，逐步增加至 6 μg（kg·min）。	心动过速、头痛、面部潮红、局部静脉炎
乌拉地尔	阻断突触后 α_1 受体的作用和阻断外周 α_2 受体的作用，但以前者为主。5 分钟起效，持续 2~8 小时	10~50mg（通常 25mg）缓慢静注，若效果不满意，5 分钟后可重复，再以 0.4~4mg/min 静滴维持	头痛、头晕、恶心、疲倦
艾司洛尔	为超短效的选择性 β_1-受体阻滞剂，主要在心肌通过竞争儿茶酚胺结合位点而抑制 β_1-受体，1~2 分钟起效，持续 10~20 分钟	先以 250~500 μg（kg·min）静注，继续 50~300 μg（kg·min）静脉维持	低血压、恶心

6. 血压异常的处理。

（1）术前：注意监测血压，完善相关检查，达到良好的血压控制。如高血压由疼痛、紧张焦虑所引起，给予解释安慰、镇痛和镇静。1 级高血压且不伴代谢紊乱或心血管系统异常者，不必做特殊处理；2 级高血压及 1 级高血压伴代谢紊乱或心血管系统异常者，应选用合适的降压药物，使血压降至 150/90mmHg 以下，不需延期手术；3 级高血压应权衡延期手术的利弊再做决定。如原发病为危及生命的紧急状态，应立即手术，同时静脉给予降压药物；如手术并非紧急，应先行控制血压，使血压平稳在一定水平，但不要求降至正常后才做手术；如出现高血压急症，通常需要静脉给予降压药物，即刻目标是 30~60 分钟之内使舒张压降至 110mmHg 左右，或降低 10%~15%，但不超过 25%。如果患者可以耐受，应在随后的 2~6 小时将血压降至 160/100mmHg。注意综合干预多种危险因素。

（2）术后：注意监测血压，积极寻找并及时处理各种可能的原因，如紧张焦虑、疼痛引起给予镇静、镇痛；血容量过多引起控制输液量及速度，给予速尿；体温过低引起给予保暖等。

如果经上述处理，血压仍高或高血压病患者，给予口服药物降压，如不能口服可以使用静脉给药或舌下含服降压药物。另外需注意综合治疗，如维持水、电解质平衡和积极防治感染等。

【健康教育】

1. 合理饮食。

（1）少食富含饱和脂肪酸的食物，如肥肉、动物油、奶油蛋糕、油炸食品等；多用橄榄油或菜籽油烹饪。

（2）减少胆固醇的摄入，每天摄入量 < 200mg；少食动物内脏、蛋黄。

（3）减少盐的摄入，每日食盐摄入量 < 6g。

（4）控制总热量，每日主食摄入量：女性 200g/d、男性 300g/d；适量摄入粗粮、杂粮及豆制品，多吃蔬菜、水果。

2. 戒烟限酒。

吸烟可明显增加发生心肌梗死的危险，使血液中的血凝块更易形成，产生血压一过性增高。戒烟小窍门：想抽烟时可用别的东西代替，如口香糖、瓜子、茶等，转移注意力；闲时可陪家人逛公园、做有氧运动或家务。

3. 适量运动。

运动三原则：有恒、有序、有度。

可按照一、三、五、七进行锻炼："一"指每天锻炼至少一次，"三"指每次要锻炼 30 分钟以上，"五"指每星期要锻炼 5 次，"七"指每次锻炼的心率要达到（170 - 年龄）。

注意：因为每个人的身体状况不尽相同，注意选择适合自身的运动方式及强度。

4. 心理平衡。

多与亲人、朋友和医生交流，以减少思想负担。出院后，应保持良好心态。如果心理调节不能缓解，应及早进行药物干预。

第五节　血糖管理

【概述】

血糖异常是耳鼻咽喉头颈外科患者围手术期的常见问题。围手术期血糖异常以高血糖为主，可分为合并糖尿病的高血糖和应激性高血糖两类。一方面，手术创伤应激诱发机体分泌儿茶酚胺、皮质醇和炎性介质等胰岛素拮抗因子，促使血糖增高。另一方面，合并糖尿病、代谢综合征等胰岛素抵抗或胰岛素分泌障碍性疾病的患者更容易发生围手术期高血糖。另外，围手术期经常使用的激素、含糖营养液等进一步增加了高血糖的风险。值得注意的是，长时间禁食和不恰当的降糖治疗也有引起患者低血糖和血糖剧烈波动的可能。

围手术期血糖异常（包括高血糖、低血糖和血糖波动）会增加手术患者的死亡率，增加感染、伤口不愈合及心脑血管事件等并发症的发生率，延长住院时间，影响远期预后。

目前，临床上根据糖尿病类型、血糖控制情况、外科手术性质和程度来进行个体化治疗。

【目的】

1. 控制高血糖，同时避免发生低血糖，维持血糖平稳。

2.减少患者术后感染、伤口不愈合及心脑血管事件等并发症的发生。

【围手术期血糖管理】

1.围手术期血糖管理的目标。

（1）择期手术，术前血糖控制标准为：空腹血糖 4.4~7.8mmol/L，餐后 2 小时血糖 4.4~10.0mmol/L。

（2）糖化血红蛋白（HbA1c）> 8.5% 者，如有可能，建议推迟手术时间。

（3）术中血糖在 5.0~11.0mmol/L，术后需要重症监护或机械通气的患者，建议将血糖控制在 7.8~10.0mmol/L，其他患者术后血糖控制目标同术前。

（4）急诊手术患者，主要评估血糖水平，有无酸碱、水、电解质平衡紊乱，如存在应及时纠正，术前血糖尽量控制在 < 13.9mmol/L，术中、术后血糖控制标准同择期手术。

2.饮食管理。

（1）术前准备。

1）为患者制订饮食计划，待其血糖稳定后再行手术。

2）手术当天，根据相应手术要求进行术前准备，通常术前 6~8 小时禁食，术前 2 小时禁水。

（2）术后管理。

1）小型手术后可常规进食，若无伤口感染可维持术前饮食方案。

2）术后需要禁食者，可给予静脉补液。

3）当患者肠蠕动恢复后开始进食，在原健康饮食的基础上，根据病情适当增加蛋白质的摄入，蛋白质的摄入增加 10%~15% 以促进切口愈合及机体恢复。

3.药物使用。

（1）口服降糖药治疗的患者。

1）小型手术服用短效促胰岛素分泌剂者：手术当日早晨停服 1 次，晚餐剂量遵医嘱使用。

2）服用长效促胰岛素分泌剂者：手术当天停用，次日再服。

3）服用双胍类药者：在造影或术前一天及术后 48 小时停用，以防引发乳酸酸中毒。

4）服用二肽基肽酶 IV 抑制剂者：可常规继续服用。

（2）胰岛素治疗的患者。

1）手术最好安排在早上第一台进行，以缩短空腹时间，必要时提前补液。

2）手术当日停用餐前短效胰岛素，开始进餐后恢复使用，继续使用中效或长效基础胰岛素，具体调整见表 2-3。

表 2-3　术前及术日胰岛素使用方案

胰岛素剂型	常规给药频率	术前一天	手术日
长效胰岛素	1 次 / 天	不变	早晨常规剂量的 50%~100%
中效胰岛素	2 次 / 天	不变	早晨常规剂量的 50%~75%
中效 / 短效混合胰岛素	2 次 / 天	不变	更换为中效胰岛素，给予剂量的 50%~75%
短效或速效胰岛素	3 次 / 天（三餐前）	不变	停用
胰岛素泵		不变	泵速调整为睡眠基础速率

3）大中型手术时，停用皮下注射胰岛素，改用葡萄糖－胰岛素－氯化钾溶液静脉输注，或输注葡萄糖溶液联合短效胰岛素持续静脉微量泵输注，以避免引起低血糖及血糖过大波动，术后进餐后恢复术前胰岛素强化治疗方案。

4）使用胰岛素泵者，应调整胰岛素泵注射的部位，确保不影响手术区域，手术当日暂停大剂量，术中暂停基础率，术后恢复基础率，进餐即恢复大剂量。

4. 血糖监测。

（1）对单纯饮食治疗或小剂量口服降糖药物的患者，监测空腹血糖、三餐后 2 小时血糖。

（2）胰岛素强化治疗的患者监测三餐前、三餐后 2 小时、睡前血糖。

（3）对禁食患者，每 4~6 小时监测 1 次血糖，手术当日至少每 2 小时监测一次血糖。

（4）对危重患者、大手术或持续静脉输注胰岛素的患者，每 1~2 小时监测 1 次血糖。对特殊的手术，根据临床情况需要适当增加监测频率。

（5）出入手术室加强衔接，离开病房或回到病房即进行血糖监测，以确保安全交接、转移，保障患者安全。

（6）若血糖≤3.9mmol/L，应及时纠正低血糖，并增加血糖监测频率，直至低血糖得到纠正。

（7）若血糖＞13.9mmol/L或出现恶心、呕吐的症状时，应监测尿酮体，以及时发现酮症。

（8）对病情稳定的门诊手术患者，如手术时间≤2小时，在入院后和离院前分别监测1次血糖。

5.低血糖和血糖过高的处理

（1）低血糖：糖尿病患者血糖≤3.9mmol/L时，即可发生低血糖反应，表现为：交感神经兴奋（心悸、出汗、饥饿感、无力、手抖、视力模糊、面色苍白等）和中枢神经症状（头痛、头晕、意识改变、认知障碍、抽搐和昏迷）。老年患者发生低血糖时，常表现为行为异常或其他非典型症状；有些患者屡发低血糖后，可表现为无先兆症状的低血糖昏迷。发生低血糖的处理见低血糖反应应急处理流程。

（2）血糖过高

1）当围手术期血糖＞13.9mmol/L或出现恶心、呕吐的症状时，应加强对患者血糖和尿酮体的监测，以及时发现酮症。

2）关注患者水平衡，如果成年人1天之中排尿小于2次或者婴儿所用的尿布只有正常的一半，提示有脱水风险，应立即补充水分，预防出现高血糖高渗综合征。

3）若患者服用的是二甲双胍类药物，出现了呕吐、腹泻、呼吸困难等情况，可能发生乳酸酸中毒，需要立即报告医生。

【健康教育】

1.向患者及家属讲解血糖控制对于手术安全及术后康复的重要意义，提高患者的依从性。

2.指导患者加强自我管理，以期最大程度减少围手术期高血糖及低血糖事件的发生。

3.指导患者正确掌握口服降糖药的用法、胰岛素注射技术及血糖监测技术等。

4.教会患者如何识别并处理低血糖和高血糖，避免血糖过低或过高引发的不良反应。

5.做好出院衔接，如果患者入院前及围手术期血糖控制均良好，出院时没有禁忌证，则可在出院后延续入院前的治疗方案；出现严重或症状性高血糖的患者则可以继续当前胰岛素强化治疗方案，并及时就诊于内分泌科，进行血糖控制方案的调整。

第六节　疼痛管理

【概述】

世界卫生组织（WHO，1979年）和国际疼痛研究协会（IASP）定义疼痛为：组织损伤或潜在组织损伤引起的不愉快感觉和情感体验。1995年，美国疼痛学会主席 James Campell 提出将疼痛列为"第五大生命体征"。

疼痛是耳鼻咽喉头颈外科患者面临的常见临床问题。如果不在疼痛的初始阶段进行有效控制，长期的疼痛刺激会引起中枢神经系统发生病理性重构，急性疼痛有可能发展为慢性疼痛，更加难以控制。此外，对于患者而言，慢性疼痛不仅仅是一种痛苦的感觉体验，还会严重影响患者的躯体和社会功能，延长患者住院时间，增加医疗费用，使患者无法参与正常的生活和社交活动。

【目的】

1.解除或缓解疼痛。

2.改善功能。

3.减少药物的不良反应。

4.提高生活质量，包括身体状态、精神状态的改善。

【护理要点】

1.非药物治疗：患者教育、物理治疗（冷敷、热敷、针灸、按摩、经皮 064 电刺激疗法）、分散注意力、放松疗法及自我行为疗法等。

2.药物治疗：在使用任何一种药物之前，参阅使用说明书。

（1）局部外用药物：各种 NSAIDs 乳胶剂、膏剂、贴剂和非 NSAIDs 擦剂等，可以有效缓解肌筋膜炎、肌附着点炎、腱鞘炎和表浅部位的骨关节炎、类风湿关节炎等疾病引起的疼痛。

（2）全身用药（见表2-4）。

表2-4 全身用药

类别		作用	不良反应	常用药物
非甾体类抗炎（NSAIDs）	非选择性环氧化酶COX抑制剂	轻、中度疼痛或重度疼痛的协同治疗	1. 胃肠道：恶心、呕吐等； 2. 肝脏不良反应； 3. 神经系统：头痛、头晕等； 4. 泌尿系统、血液系统及心血管系统等不良反应	阿司匹林、对乙酰氨基酚、吲哚美辛、双氯芬酸、布洛芬、美洛昔康等
	选择性环氧化酶COX-2抑制剂			塞来昔布、罗非昔布、尼美舒利
阿片类		中、重度疼痛	恶心、呕吐、便秘、嗜睡及过度镇静、呼吸抑制等	可待因、曲马多、羟考酮、吗啡、芬太尼度冷丁等
复方镇痛药		不同程度疼痛	——	对乙酰氨基酚加曲马多等
痛点封闭疗法		见局部封闭治疗技术		

（3）术后自控镇痛泵护理

目前临床常使用病人自控镇痛泵进行术后镇痛。病人自控镇痛（patient controlled analgesia，PCA），指病人感觉疼痛时，主动通过计算机控制的微量泵按压按钮向体内注射医生事先设定的药物剂量进行镇痛。其优点包括：使用镇痛药物能真正做到及时、迅速；基本消除不同病人对镇痛药物需求的个体差异，具有更大的疼痛缓解程度和更高的病人满意度；减少剂量相关性不良反应发生；减少医护人员工作量。

1）熟悉各类PCA镇痛泵的工作方式和参数设置。

2）核对使用的镇痛药物和给药途径。

3）检查输液管路、接头是否畅通，有无药物渗漏。

4）局部穿刺部位液体管路是否固定妥当，皮肤有无红肿或脓性分泌物，及时更换保护贴膜。

5）注意患者皮肤保护，避免患者因疼痛导致强迫体位，致使局部皮肤长时间受压。

【健康指导】

1.有疼痛的感受时，及时与医生、护士沟通。指导患者掌握 PCA 泵的使用方法：有需要时间隔 15 分钟按压 1 次 PCA 按键。

2.使用镇痛药物后，出现恶心、呕吐、皮肤瘙痒等不良反应属于正常现象，不要害怕，告知医生或护士，给予干预治疗。

3.不可随意调节镇痛泵上的按键或开关，镇痛泵出现报警或异常时，及时与护士或麻醉医生联系。

4.为达到最佳镇痛效果，医生可能会选择多模式镇痛，要积极配合医生的治疗，如有不适及时和医生沟通。

第三章　常见症状护理常规

第一节　鼻阻塞

【概述】

鼻阻塞（rhinostegnosis）是鼻及鼻窦疾病的常见症状，也可见于某些全身疾病。鼻阻塞可以表现为间歇性、交替性、阵发性、进行性或持续性，可为单侧，也可为双侧。部分患者对鼻通气的主观感觉与实际的鼻阻力之间存在差异。

【病因】

婴儿和儿童鼻阻塞常见于先天性鼻部畸形（如先天性后鼻孔闭锁）、腺样体肥大、鼻腔异物等。

成人鼻阻塞常见于鼻炎、鼻窦炎、变应性鼻炎、鼻肿瘤（鼻腔和鼻窦的肿瘤）、鼻中隔偏曲等。

【护理常规】

1. 全面评估鼻塞的原因、类型、堵塞的程度，患者的耐受情况、对疾病的认知水平。

2. 饮食护理：戒烟、酒，避免辛辣刺激食物，饮食清淡、易消化的食物，补充含维生素高的水果、蔬菜，注意补充水分。

3. 休息与运动：保持身心愉悦，急性发作期多加休息，症状缓解期可适当运动增强体质，避免去公共场所，保证充足的睡眠，增强抵抗力。

4.病情观察及护理

（1）如为清涕样分泌物，遵医嘱测试过敏原，寻找变应原，避免接触过敏原，保持室内清洁，减少屋尘及螨尘，外出时可戴口罩，并结合药物或免疫疗法保守治疗；必要时外科手术治疗。

（2）如为脓性分泌物

1）遵医嘱给予抗生素、促排剂、减充血剂等局部或全身用药，正确规律使用。减充血剂不能长期使用（应<14天）。

2）温热毛巾（温度根据患者皮肤适应情况而定）敷鼻部，可达到缓解鼻塞的作用。

3）按摩鼻翼两侧可缓解鼻塞。

4）鼻腔冲洗器冲洗鼻腔：选适温的生理盐水250ml，将生理盐水从一侧鼻腔挤捏进入，液体从另一侧鼻腔流出，两侧鼻腔反复冲洗以去除炎性物质，每日早晚各冲洗一次。

5）如脓涕较多，擤鼻时按压一侧鼻腔，轻轻擤另一侧，同法冲洗另一侧。

6）必要时可行鼻窦置换术。

（3）如为机械性阻塞，观察阻塞的类型是异物性的、息肉性的，还是肿物性的，遵医嘱做好术前准备。

5.心理护理：鼻塞是一种常见疾病症状，了解病因，鼓励患者要有战胜疾病的信心，保持良好心态及日常生活习惯，避免感冒的发生，适时增减衣物，及时就医，以免延误治疗。

第二节　鼻出血

【概述】

鼻出血（epistaxis）是耳鼻咽喉头颈外科临床常见的急症，同时也是许多疾病的临床症状之一，可由鼻腔、鼻窦或者邻近组织病变引起，也可由某些全身疾病引起。治疗原则是尽快查清出血部位并给予快速、准确、有效的止血处理。

【临床表现】

出血可发生在鼻腔的任何部位，以鼻中隔前下区最为多见，有时可见喷射性或搏动性小动脉出血，鼻腔后部出血常迅速流入咽部，从口吐出。一般说来，局部疾患引起的鼻出血，多限于一侧鼻腔；全身疾病引起者，两侧鼻腔内交替出血或同时出血。

【护理常规】

1. 休息与活动：各种活动应轻柔，不可过度用力。勿过度弯腰低头，避免用力擤鼻、咳嗽及打喷嚏等动作。有活动性出血者，需卧床休息，有特殊需要离床时，需经护理人员评估并有人陪伴。

2. 体位：清醒者取坐位或半卧位；意识障碍者去枕平卧位，头偏向一侧；有休克症状者取休克体位。

3. 饮食护理：给予温凉流质或半流质饮食，可进食富含纤维素的新鲜果蔬。勿进食过热、过硬及补血、活血食物。

4. 协助检查：协助完成各项常规及专科检查。如血型、血常规、尿常规、凝血常规、肝肾功能、胸片、心电图、鼻内镜等。

5. 对症处理

1）备好急救物品，具体如下：床边负压吸引、吸氧用物，前、后鼻孔填塞用物，必要时备气管切开用物，并做好配血、输血的准备。

2）迅速建立静脉通路，必要时可建立多条静脉通路。遵医嘱给予输液补充血容量。

3）出血量少时，可给予手指压迫止血及冰敷额部等处理；出血量多时，协助医生进行鼻腔填塞止血，反复严重出血者遵医嘱做好介入栓塞治疗的准备。

6. 呼吸道管理：保持呼吸道通畅，避免血液下咽，嘱患者吐出口内分泌物，必要时负压吸引。

7. 用药护理：遵医嘱准确使用止血药物。局部可使用复方薄荷油或抗生素药膏涂鼻腔。

8. 病情观察：巡视频次按护理级别要求及患者实际情况而定。必要时给予床边心电监护及血氧饱和度监测。严密观察患者的病情变化，观察内容如下：

1）意识、面色、生命体征，尤其是血压变化。

2）鼻腔出血情况，特别注意咽后壁有无血性液流下，小儿患者或意识不清者，注意有无频繁吞咽动作。

3）有鼻腔填塞者注意观察鼻腔填塞物有无松脱。

4）其他系统疾病所导致鼻出血者，注意原发病的情况，发现异常立即通知医生并协助处理。

5）保持大便通畅。嘱患者勿用力排便，必要时使用缓泻药。

9. 皮肤护理：患者卧床期间，按需给予床上擦浴，保持皮肤清洁。

10. 口腔护理：协助患者晨起及进食后漱口，保持口腔清洁。

11. 心理护理：做好解释及安慰工作，指导患者及家属保持情绪稳定。

【健康指导】

1. 鼻腔冲洗每日 2 次。

2. 定期复查，术后 1 个月内，按照预约时间复查。

3. 注意锻炼身体，增强体质，预防感冒。

4. 勿用力擤鼻、拔鼻毛、抠鼻子。

5. 手术恢复期禁食辛辣食物，禁烟、酒。

6. 高血压病者，控制血压在正常范围；凝血功能异常者，告知积极处理原发病灶。

第三节　鼻源性头痛

【概念】

鼻源性头痛（rhinogenous headache）是指鼻腔、鼻窦病变引起的头痛。以鼻窦急性炎症最为多见，约占全部头痛发病数的 5%，其他如急性鼻炎、慢性鼻炎、慢性鼻窦炎、萎缩性鼻炎、鼻中隔偏曲等均可引起。

【护理措施】

1. 病情观察：观察患者头痛的部位、程度、规律、时间及伴发症状，评估患者的病程及全身情况，并做好记录，为诊断、鉴别和治疗提供参考。

2. 环境护理：嘱患者适当休息，头痛剧烈或伴有全身症状者应卧床休息。保持居室安静，空气清新、流通，减少对患者的刺激。

3. 饮食护理：给予清淡、易消化、富含维生素的食物，多饮水，忌辛辣、刺激性和油腻食物，戒烟、酒，保持口腔清洁。

4. 心理护理：向患者介绍疾病的特点、诱发因素、加重因素、可能发生的并发症，告知患者各种治疗方法的目的和注意事项，使患者了解病情、消除顾虑、积极配合治疗。

5. 疼痛护理

（1）教会患者掌握正确的擤鼻方法，压一侧鼻翼擤出或吸至咽部吐出液体，以减轻症状。

（2）进行体位引流，根据炎症窦口的部位，指导患者选择适宜的体位，使患病窦口处于低位，促进窦内分泌物的引流，减轻症状。

（3）进行鼻腔冲洗，给予生理盐水或甲硝唑溶液冲洗鼻腔，可清除鼻腔内分泌物，改善窦口引流，减轻头痛。

（4）可给予局部热敷、蒸气吸入，协助患者红外线照射或短波透热，促进炎症消退，缓解头痛。

（5）遵医嘱应用镇静、止痛等药物，注意观察治疗效果及有无不良反应，并及时记录。

6. 保守治疗无效或非炎症性鼻源性头痛患者行手术治疗。

【术前护理】

术前备皮，冲洗鼻腔，术前 6 小时禁食、水，并给予术前心理辅导，消除紧张心理。

【术后护理】

1. 术后 6 小时平卧，给予吸氧、生命体征监护。6 小时后可进食普通饮食，食物要清淡、容易咀嚼和易于消化。

2. 头面部胀痛是术后最主要的症状，与鼻腔填塞有关。术后适当使用镇痛药，缓解疼痛。48 小时后拔除填塞物后胀痛可明显减轻。

3. 术后患者鼻腔可有少量渗血，告知患者属于正常术后反应，不要紧张。嘱患者不要自行取出鼻腔填塞物，不能用力咳嗽。如鼻后有血性分泌物时，指导患者轻轻吐出，并观察分泌物的颜色、性质、量。如出血量多时，马上报告医生处理。

4. 术后鼻腔填塞，患者用口呼吸，容易致咽干、咽痛，可雾化吸入和口腔护理改善症状。

第四节　耳聋

【概念】

耳聋（deafness）是听觉器官对声音的传导、感受或综合分析部分的功能异常而引起的听力下降。听觉系统中传音、感音及其听觉传导通路中的听神经和各级中枢发生病变，引起听觉功能障碍，产生不同程度的听力减退，统称为耳聋。一般认为语言频率平均听阈在 26dB 以上时称之为听力减退或听力障碍。根据听力减退的程度不同，又称之为重听、听力障碍、听力减退、听力下降等。

【护理措施】

1. 饮食：均衡膳食，清淡饮食，低盐、低脂、高蛋白、高维生素。少吃富含胆固醇的食物，如动物内脏、肥肉、奶油、蛋黄等；多吃能降低血脂的食物，如苦瓜、木耳、香菇、芹菜等；多吃富含锌、钙、维生素的食物，如鱼、瘦肉、绿叶蔬菜、豆类、蘑菇等，这些都有益于耳蜗，对恢复听力是有好处的。

2. 休息：应充分休息 7~10 天，保证充足的睡眠。

3. 适当运动，规律生活，避免过度劳累，预防感冒。有些病毒或细菌性传染病，如流感、风疹、猩红热、流脑、腮腺炎、麻疹等都会对听觉器官进行侵袭，损害听觉功能。

4. 告知患者具有耳毒性的药物，如链霉素、新霉素、卡那霉素和庆大霉素等氨基酸类抗生素，应该谨慎使用，这些药物经口服、注射或滴耳都可进入内耳，损害内耳的听觉器官，如用药量很大的话，则可成为不可逆性病变，所以，此类药物不宜多用。

5. 戒烟、限酒。吸烟可以导致血管痉挛，影响内耳血液供应而出现功能障碍；而少量饮酒则可促进血液循环和新陈代谢。

6. 养成良好的生活习惯，勿挖耳，尽量少用电话和手机、耳机，避免在噪音区逗留，在噪音大的环境下应佩戴防声耳塞或耳罩。

7. 每日搓耳郭，按摩耳部，帮助耳部活动。促进耳部血液循环。

8. 保持心情愉快。

9. 病情观察及护理

（1）有眩晕症状或服用镇静药物的患者起床时动作要缓慢，下床活动时要有人搀扶，外出活动时需有人陪同。

（2）眩晕发作时应绝对卧床休息。有特殊需要离床时，需经护理人员评估并有人陪伴。

（3）在治疗期间，如使用溶栓药物后，请在抽血后或拔除液体时按压穿刺点时间要延长 5~10 分钟。

（4）如既往患有周身疾病，应积极治疗。如高血压病、糖尿病、血液病及内分泌紊乱等疾病，可因内耳血循环或毒性物质破坏内耳细胞引起耳聋。

第五节　耳鸣

【概念】

耳鸣（tinnitus）是一种与外界刺激无关，患者自觉耳内鸣响，如蝉声、潮声，表现为听觉功能紊乱的常见症状。耳鸣的发病原因比较复杂，它可由疲劳、失眠、炎症、外伤、肿瘤等原因引起。耳鸣与月经周期、情绪状态、神经递质状态、头部血液循环状态和内耳血氧状态等都可能相关。

【护理措施】

1. 了解耳鸣的原因类型、当前治疗方法、患者对疾病的认知。

2. 饮食护理：避免食用高脂肪类的食物，忌食肥肉、动物内脏。多食富含蛋白质和维生素类的食物，如瘦肉、豆类、蘑菇、各种绿叶蔬菜等。多食含锌的食物，如鱼、牛肉、猪肝、各种海产品。多吃豆制品及牛奶。

3. 心理护理：用画图或身体语言传递自己表达的信息，帮助患者调节情绪、减轻紧张，鼓励患者树立信心，促进治疗顺利进行。

4. 休息与运动：注意休息，保证充足的睡眠，忌熬夜。加强体育锻炼，增加机体抵抗力，积极预防感冒。

5. 健康指导

（1）戒除掏耳朵的习惯。掏耳可引起耳道和鼓膜损伤，有时还会并发感染，导致听力下降。

（2）洗澡、洗头时防止水流入耳内，避免引起外耳炎。

（3）远离噪音和爆炸现场。

（4）避免使用耳毒性药物。如链霉素、庆大霉素、卡那霉素等对神经有毒害作用的药物。

第六节　耳痛

【概念】

耳痛（earache）是耳部疾病的常见症状，可分为耳源性耳痛、反射性耳痛及神经性耳痛三种。耳痛性质有钝痛、刺痛、抽痛等，可伴有听力障碍、耳鸣、耳流脓等相关症状，有些可伴全身发热、头昏头痛等症状。常见病因有耳郭损伤、耳带状疱疹、外耳道阻塞或异物、外耳道炎等外耳道病变，骨膜损伤、中耳炎等中耳病变。

【护理措施】

1. 了解耳痛的原因、类型及程度，明确患者的耐受程度及患者对疾病的认知。

2. 饮食护理：戒烟、酒，饮食宜清淡、易消化、高营养、富含多种维生素，避免辛辣刺激性的食物。

3. 休息与运动：保证充足的睡眠，耳痛严重时，需卧床休息，帮助病人取舒适体位。症状缓解时可进行适当的运动。

4. 用药护理：遵医嘱用药，给予患者用药指导，并观察用药后的效果。

5. 生活护理

（1）热敷可以减轻疼痛，可以用温开水、毛巾热敷耳部。

（2）耳痛时，最好取坐位，坐着能梳理淤积于脑部的血液，减轻耳咽管的阻塞。

（3）多喝水，吞咽运动有助于恢复耳咽管的畅通。

（4）尽量避免打喷嚏、打哈欠等增加腹压的动作。

（5）耳部有创面时，禁止洗澡、洗发，以免发生感染加重耳痛。

（6）养成良好的生活习惯，尽量不要自己掏耳朵。增强体质，预防感冒。

6. 心理护理

（1）同情安慰患者，鼓励表达内心的感受，使患者感到温暖。

（2）使用治疗性的触摸或其他方法协助患者放松精神。

（3）指导患者一些减轻疼痛的技巧，让患者有自我控制能力。

（4）在进行任何可能引起疼痛的操作时，应事先告知患者，让其有心理准备。

第七节　耳源性眩晕

【概述】

耳源性眩晕（aural vertigo）是自身与周围物体的位置关系改变引起的主观上错觉，70% 以上的眩晕为外周性的，即外周前庭病变所致。

【临床表现】

睁眼时周围物体旋转，闭眼时自身旋转。

【伴发疾病】

梅尼埃病、迷路炎、耳毒性药物中毒、耳石症、半规管疾病等。

【诱发因素】

良性阵发性位置眩晕——与头位改变有关。

上半规管裂所致眩晕——与强声刺激有关。

【护理措施】

1. 休息与活动：将患者安置在安静病室内，尽量避免声、光的刺激。室内空气流通、清新，提供合适的温度和湿度。注意说话轻、走路轻、动作轻，并注意勿撞击床位，减少对患者的刺激。眩晕严重者卧床休息，将床头铃、日常用品放在患者易取的地方。行跌倒风险评分，做好安全防护告知，卧床时需加床栏防坠床，下床活动及外出检查时需有人陪护，必要时用轮椅接送。

2. 体位协助：患者采取舒适的平卧或半卧位，借助枕头或软垫适当固定头部，以免头位的改变加重眩晕症状。

3. 饮食护理：指导患者少量多餐，进食清淡、易消化食物，适当控制钠盐的摄入，避免体内水钠潴留。

4. 病情观察：观察患者眩晕的程度、出现时间、持续时间、有无诱因及耳鸣、听力下降、恶心、呕吐、心悸、面色苍白等伴随症状；注意症状出现与体位改变是否有关系；测量生命体征，发现异常立即报告医生。

5. 用药护理：遵医嘱用药，并观察药物不良反应及眩晕的改善情况。

6. 心理护理

（1）给予患者精神安慰，消除患者恐惧心理，避免不良刺激，保持心情舒畅。

（2）指导患者放松技巧，如闭目静卧、深呼吸等。

第八节　喉阻塞

【概述】

喉阻塞（laryngemphraxis）是耳鼻咽喉头颈外科常见急症之一，是因喉部或其相邻组织的病变，使喉部通道发生狭窄或阻塞引起呼吸困难的疾病，严重者可导致窒息死亡。

【临床表现】

1. 吸气性呼吸困难。

2. 吸气性喉鸣。

3. 吸气性软组织凹陷：由于吸气时胸腔内产生负压，使胸壁的软组织内陷而出现胸骨上窝、锁骨上窝、肋间隙、上腹部等处的吸气性凹陷现象。

4. 声音嘶哑：病变在声带处，由于声带活动障碍而发生嘶哑症状。

5. 根据病情轻重，喉阻塞可分为四度。

一度：平静时无症状，哭闹、活动时有轻度吸气性困难。

二度：安静时有轻度吸气性呼吸困难，活动时加重，但不影响睡眠和进食，缺氧症状不明显。

三度：吸气期呼吸困难明显，喉鸣声较响，胸骨上窝、锁骨上窝等外软组织吸气期凹陷明显。因缺氧而出现烦躁不安、难以入睡、不愿进食。患者脉搏加快，血压升高，心跳强而有力，即循环系统代偿功能尚好。

四度：呼吸极度困难。由于严重缺氧和体内二氧化碳积聚，患者坐卧不安，出冷汗、面色苍白或发绀，大小便失禁，脉搏细弱，心律不齐，血压下降。如不及时抢救，可因窒息及心力衰竭而死亡。

【护理措施】

1. 休息与活动：需卧床休息，尽量减少外界刺激。有特殊情况需要离床时，需经护理人员评估并有人陪伴。

2. 体位：取半卧位或坐位。

3. 饮食护理：进食清淡、高蛋白食物，拟急诊手术者给予禁食、禁饮。

4. 呼吸道管理：保持呼吸道通畅，吸氧（氧流量根据患者实际情况而定），必要时吸痰。

5. 协助检查：及时协助完成相应检查，如血气分析、胸片、心电图、血型、血常规、尿常规、凝血常规、血生化、电子纤维喉镜等。

6. 对症处理

做好紧急气管切开的准备，备好相应的急救物品，如床边气管切开用物、气管插管用物、适宜型号的气管套管等。需行紧急气管切开者按"紧急气管切开护理配合"，术后护理按"气管切开术后护理"。

7. 用药护理：建立静脉通路，根据医嘱准确用药。

8. 治疗护理：根据医嘱执行雾化吸入治疗。

9. 病情观察

（1）至少每小时巡视患者1次。病情不稳定者，每15~30分钟巡视1次。

（2）必要时给予床边心电监护及血氧饱和度监测。

（3）严密观察患者的病情变化。观察内容如下：

1）意识、生命体征，尤其是呼吸情况。

2）有无发绀症状。

3）胸骨上窝、锁骨上窝、肋间隙、剑突下等处有无吸气性软组织缺陷。

4）有无吸气性喉喘鸣音。

5）有无声嘶症状。

6）饮食及睡眠情况。

（4）发现异常，立即报告医生并协助抢救，及时做好护理记录。

10. 皮肤护理：患者卧床期间，按需给予床上擦浴，保持皮肤清洁。

11. 口腔护理：按病情需要协助患者晨起及进食后口腔清洁。

12. 心理护理

（1）做好解释，尽量减轻患者紧张恐惧心理。

（2）小儿患者避免哭闹，应指导家属安抚患儿情绪。

【健康指导】

1. 避免进食辛辣刺激性食物。

2. 在公共场合及人员密集场所，需佩戴口罩。

第九节　声音嘶哑

【概念】

声音嘶哑（hoarseness）指发声时失去了圆润而清亮的音质，是喉部（特别是声带）病变的主要症状。常见原因有声带息肉、声带小结、喉癌、肺癌、咽喉炎、咽炎、环杓关节脱位、喉结核、喉乳头状瘤、甲状舌管囊肿等。

【护理措施】

1. 了解声嘶的原因和类型、声音嘶哑程度、患者的耐受情况、患者对疾病的认知。

2. 饮食护理：饮食宜清淡、易消化，戒烟、酒，避免辛辣刺激食物，补充含维生素高的水果、蔬菜，注意补充水分。

3. 休息与运动：保持身心愉悦，注意用嗓，增强体质，保证充足的睡眠，增强抵抗力。

4. 病情观察及护理

（1）发音困难或不能发音者

1）少说话。

2）与家属、患者共同制订出表达交流的具体方式，指导患者运用非语言沟通方法表达个人的意愿和情感。

3）注意正确的发音方法，保证声带有充分的休息时间，生活环境中保持一定的湿度。

（2）喉痛吞咽痛者

1）分散注意力，松弛疗法。

2）遵医嘱给予雾化吸入治疗。

3）遵医嘱给予止痛药物，并注意观察不良反应。

4）漱口，保持咽喉部清洁。

（3）呼吸困难者

1）嘱患者不要过度紧张，取半卧位减轻喉部张力，有利于呼吸，保持呼吸道通畅。

2）遵医嘱给予吸氧。

3）遵医嘱使用激素、抗生素等药物，减轻水肿。

4）必要时进行气管插管或气管切开。

（4）如为声带息肉、声带小结、喉癌、肺癌、甲状舌管囊肿等手术治疗时，遵医嘱做好术前准备。

5. 心理护理：声音嘶哑是一种常见疾病症状，了解病因，鼓励患者要有战胜疾病的信心，保持良好心态及日常生活习惯。

第十节　吞咽困难

【概念】

吞咽困难(dysphagia)是指吞咽费力,食物通过口、咽喉及食管时有梗阻的感觉,吞咽时间较长,伴或不伴有吞咽痛,严重时甚至不能下咽唾液及口内分泌物,而此反射运动障碍,称之为吞咽困难。常见原因有中枢延髓病变,咽部疾患有扁周脓肿、咽旁间隙感染等,喉部疾患有急性喉水肿、喉结核、喉肿瘤等,食管部疾患有食管部的炎症、溃疡、异物和肿瘤。

【护理措施】

1. 查看吞咽困难的部位,了解其原因及类型,评估患者的耐受程度。

2. 休息与活动:尽量卧床休息,保证充足的睡眠,减少活动及外来刺激,如有特殊检查外出需医护人员陪同。

3. 体位:半卧位或平卧位。

4. 饮食护理:进食清淡、易消化的流质饮食,或遵医嘱给予鼻饲饮食,严重时可禁饮食。

5. 胃管护理

保证固定牢靠:每次鼻饲前要根据胃管标签看胃管长度及牢固度,鼻贴发黏、胃管松动要及时更换鼻贴及固定绳。

保证通畅:注意鼻饲饮食的注入稠度,大颗粒或面糊类的不宜注入,以防堵管。

留置时间:普通胃管留置2周,复尔凯胃管最多留置1月。

6. 用药护理:建立静脉通路,遵医嘱用药。

7. 病情观察与护理

(1)轻度吞咽困难者,咽痛明显者指导其进营养丰富的、温凉适宜的半流食,避免辛辣食物及烟、酒的刺激,适量饮水。遵医嘱给予抗炎雾化药物治疗。

(2)中度吞咽困难者,咽痛明显者张口受限,指导其进高蛋白、高维生素、高能量的、温度适宜的全流食,多饮水。

(3)严重吞咽困难者,张口困难者可暂时禁饮食,遵医嘱给予留置胃管及鼻饲饮食。

（4）禁饮食期间要注意记录 24 小时出入量。

8. 口腔护理：保持口腔清洁，三餐后或禁饮食期间用漱口水漱口。

9. 伤口护理：如有切开引流的伤口要注意观察伤口处敷料的渗出情况，观察敷料上渗出物的量、色及性质；如伤口处有引流管的要注意引流管的位置及其是否通畅，注意记录引流液的量、色及性质。

10. 心理护理：做好解释工作，告知患者此种症状的相关知识，减轻患者的焦虑情绪；多与患者沟通，劝诫其改掉日常不良嗜好，保证良好生活和作息习惯，从而帮助其建立战胜疾病的信心。

第十一节　咽易感症

【概念】

咽易感症（paraesthesiapharyngis）是指除外咽部疼痛以外的咽部不适感觉，例如自觉咽喉部有异物感，颈部发紧，有贴叶或痰黏着感，或呈小球样"团块"在咽部上下活动，既不能咽下，也不能吐出，于吞咽唾液时更为明显，但进食无妨碍。本症体征不明显，专科检查时可仅有轻微咽部病变表现，甚至正常。

【发病原因】

1. 非器质性病因：咽神经官能症、癔病、可疑癌症、焦虑状态、精神分裂症等。

2. 器质性病因

（1）茎突过长症、颈椎病、颈动脉炎等。

（2）上呼吸道慢性炎症：使咽部末梢循环发生病理变化，造成神经功能障碍而引起咽异感症状。

（3）神经肌肉痉挛疾病：如咽肌痉挛、食管肌痉挛、贲门痉挛等可致咽异常感觉。

（4）反流性食管炎及胃病：在咽部产生一种反射击性堵塞或紧迫感。

（5）咽喉疾病：扁桃体结石、角化症、悬雍垂过长、舌扁桃体肥大、慢性鼻窦炎、环杓关节炎等。

（6）咽、喉、食管、贲门部癌肿早期。

（7）其他如植物神经功能失调、内分泌功能障碍、更年期综合征、甲状腺机能减退、重症肌无力、皮肌炎等疾病。

【护理措施】

1 饮食护理：指导患者进食清淡、易消化饮食，适当增加富含蛋白质的食物，补充含维生素的水果、蔬菜、补充水分，忌辛辣、煎、炒等刺激性食物，避免食用后易引起变态反应的食物。

2.用药护理

（1）局部症状可应用清咽利嗓中成药对症治疗。

（2）有咽喉反流性疾病患者可应用 H_2 受体阻断剂或质子泵抑制剂。如奥美拉唑，疗程 2~4 周。

（3）必要时用镇静药物，如地西泮，以减轻患者的焦虑恐惧，抑制异常精神活动，改善休息和睡眠。

3.穴位封闭：咽异感症的对症治疗可采用颈部穴位封闭法，常用穴位有廉泉穴、人迎穴等，对此类患者需要做好穴位注射前后的护理，穴位注射时应注意控制药物剂量、注射速度应缓慢、避免血管和神经损伤。

4.病情观察：观察患者咽部异样感觉的发展变化，对有其他器质性病变或全身性疾病患者注意观察相应疾病的临床表现及变化。

5.心理护理：详细倾听患者的叙述，注重健康宣教，让患者了解该疾病的原因、治疗及预后等，以消除患者紧张、焦虑等负面情绪。转移患者注意力，避免患者注意力过多集中在咽部异样感受上，保持情绪稳定，树立信心，积极配合治疗与护理。

【健康指导】

1.养成良好的生活习惯，避免精神紧张、过度劳累，戒烟、戒酒（包括被动吸烟也要避免）。

2.避免接触粉尘、刺激性气体等。

3.合理用嗓，指导患者正确发声，避免高声呼喊等过度用嗓的状况。

4.清淡、易消化饮食，避免食物过烫、过硬。

5.对有空咽习惯的患者，指导其转移注意力，避免注意力过度集中在咽部，避免因空咽导致的咽部异样感觉的加重。

6. 对于存在咽喉反流性疾病的患者，指导患者餐后 3 小时内避免平卧，睡觉时抬高床头等。并坚持合理用药以减轻胃、食管反流症状，改善咽部异样感觉症状。

7. 指导患者保持口腔清洁，进食后用漱口液漱口，预防口腔疾病。

第十二节　打鼾

【概念】

打鼾（snore）又称打呼噜，是睡着时由于呼吸受阻而发出的粗重的声音。常见原因有腭肌、舌肌及咽肌的张力不够或软腭、悬雍垂过长，导致鼻咽气道狭窄、咽腔有占位性病变、鼻腔通气受限，引发打鼾。

【护理措施】

1. 了解患者睡眠状况，打鼾的频率、严重程度，以及觉醒次数，是否有呼吸暂停。询问患者日间是否有嗜睡状况。了解患者对疾病的认识。

2. 饮食护理：嘱患者戒烟、酒，与患者和家属一起制订合理的饮食计划，进行有效的减肥。

3. 休息与运动

（1）注意休息，预防感冒并及时治疗鼻腔堵塞性疾病。

（2）尽可能安排患者住单人间，保证睡眠环境的安静。帮助患者建立良好的睡眠习惯，睡觉姿势取侧卧位。

（3）睡前禁止服用镇静、安眠药物，以免加重对呼吸中枢调节的抑制。

（4）增强体育锻炼，保持良好的生活习惯。对于肥胖者，要积极减轻体重，控制体重在理想范围。

4. 病情观察及护理

（1）使用多导睡眠监测仪监测患者睡眠时的脑电图、肌电图、口鼻气流、胸腹呼吸运动、动脉血氧饱和度、心电图等多项指标，准确了解病人睡眠时呼吸暂停及通气情况，并确定其类型及病情轻重。

（2）协助患者佩戴无创正压呼吸机，保证睡眠质量，改善缺氧状态。

（3）密切观察患者的生命体征，特别是呼吸频率、节律等，控制血压。保持大便通畅，排便时避免过度用力。

（4）必要时可行腭咽成形术。全身麻醉术后清醒6小时后进食温凉全流质无渣饮食，以减少伤口出血和疼痛，嘱患者宜小口缓慢咽下。

（5）做好口腔护理：指导患者正确地使用漱口液，每天4~5次，餐后及时清理口腔，清除滞留的食物残渣。

5.心理护理：打鼾是一种常见的疾病症状，鼓励患者及时就医，积极寻找病因。同时保持良好心态，要有战胜疾病的信心。

第十三节　胃食管反流

【概念】

胃食管反流（gastroesophagealreflux）是胃、食管腔因过度接触（或暴露于）胃液而引起的临床胃食管反流症和食管黏膜损伤的疾病。胃食管反流及其并发症的发生是多因素导致的。其中包括食管本身抗反流机制的缺陷，如食管下括约肌功能障碍和食管体部运动异常等，也有食管外诸多机械因素的功能紊乱。

【护理措施】

1.了解疾病的原因、类型及患者的耐受情况、对疾病的认知。

2.忌酒、戒烟：烟草中含尼古丁，可降低食管下段括约肌压力，使其处于松弛状态，加重反流；酒的主要成分为乙醇，不仅能刺激胃酸分泌，还能使食管下段括约肌松弛。

3.饮食护理

（1）忌食降低食管括约肌肌力的食物，如巧克力、咖啡、酒精、薄荷糖等。

（2）忌食直接刺激咽喉黏膜层的食物，如浓茶、柑橘类水果、大蒜等。

（3）忌食可能将酸性胃内容物带到咽喉部刺激黏膜的食物，如碳酸饮料、啤酒等。

4.休息与运动：就寝时床头整体宜抬高10~15cm，对减轻夜间反流是行之有效的办法。尽量减少增加腹内压的活动，如过度弯腰、穿紧身衣裤、扎紧腰带等。

肥胖者应该减轻体重，从源头避免腹腔压力增高而促进胃液反流。保持心情舒畅，增加适宜的体育锻炼。

5. 保持身心愉悦，增强体质，避免去公共场所，保证充足的睡眠，增强抵抗力。

6. 口腔护理：保持口腔清洁，三餐后用漱口液漱口。

7. 心理护理：了解病因，鼓励患者要有战胜疾病的信心，保持良好心态及日常生活习惯。

8. 应在医生指导下用药，避免乱服药物产生不良反应及并发症。

第十四节　吸气性呼吸困难

【概念】

吸气性呼吸困难（inspiratorydyspnea）属于呼吸困难的一种，临床表现为吸气费力，吸气时胸骨上窝、锁骨上窝及各肋间隙明显凹陷，出现"三凹征"，常伴有干咳和高调吸气性喉鸣音。提示为喉、气管与大支气管狭窄与梗阻，如气管异物、食管异物、喉阻塞、喉痉挛、喉水肿、急性喉炎、急性会厌炎等。

【护理措施】

1. 了解引起呼吸困难的原因，评估呼吸困难的程度。

2. 休息与活动：卧床休息，尽量减少外界刺激，如有特殊情况外出需有医护人员陪同。

3. 体位：卧位或半坐卧位。

4. 饮食护理：进食清淡易消化的流质饮食，戒烟、酒，避免辛辣刺激的食物。如需急诊手术则禁饮、禁食。

5. 呼吸道管理：保持呼吸道通畅，吸氧，床旁备气切包、负压吸引器、吸痰管，进行心电血氧饱和度监测，必要时行气管切开术。

6. 用药护理：建立静脉通路，遵医嘱用药。

7. 病情观察与护理

（1）不影响日常生活的呼吸困难，则加强巡视，严密观察患者意识、呼吸情况，遵医嘱给予抗炎雾化药物治疗。

（2）如为严重的呼吸困难者（出现明显的发绀、三凹征等）应行气管切开术，术后执行气管切开护理常规。

1）保持病房空气流通。

2）密切观察呼吸变化，如面色青紫苍白要立即将内套管取出，给予吸痰、吸氧，报告医生。

3）保持呼吸道通畅，遵医嘱给予雾化吸入，套管口覆盖1~2层湿纱布，保持清洁湿润。

4）保持内套管清洁、干净，根据分泌物情况酌情增加清洗消毒次数。

5）随时检查套管固定带的松紧度，以能放入一指为宜，防止套管脱出。

6）保持切口清洁干燥，每日消毒更换喉垫一次，若分泌物多时、被污染后应随时更换。

7）观察有无并发症的发生，如出血、气胸、纵隔气肿等及套管内分泌物的量、性质、出血情况。

8）拔管：拔管前先试行堵管24~48小时，严密观察患者的呼吸情况，在休息和活动时均无呼吸困难者，方可拔管。

8.口腔护理：保持口腔清洁，三餐后用漱口水漱口。

9.心理护理：做好解释，告知患者此疾病相关知识，减少顾虑，鼓励患者战胜疾病。

第十五节　眩晕

【概述】

眩晕（vertigo）是患者感到自身或环境有旋转、摇动的一种主观感觉障碍，常伴有客观的平衡障碍。

【护理常规】

1.休息与活动：将患者安置在安静病室内，尽量避免声、光的刺激；室内空气流通、清新，保持合适的温度和湿度；注意说话轻、走路轻、动作轻，并注意勿撞击床位，减少对患者的刺激；眩晕严重者卧床休息，将床头铃、日常用品放在患者易取的地方；行跌倒风险评分，做好安全防护告知，卧床时需加床栏防坠床，下床活动及外出检查时需有人陪护，必要时轮椅接送。

2.体位：协助患者采取舒适的平卧或半卧位，借助枕头或软垫适当固定头部，以免头位的改变加重眩晕症状。

3.饮食护理：指导患者少量多餐，进食清淡、易消化食物，适当控制钠盐的摄入，避免体内水的潴留。

4.病情观察：观察患者眩晕的程度、出现时间、持续时间、有无诱因，注意有无耳鸣、听力下降、恶心、呕吐、心悸、面色苍白等伴随症状；注意症状出现与体位改变是否有关系；测量生命体征，发现异常时立即报告医生。

5.用药护理：遵医嘱用药，并观察药物不良反应及眩晕的改善情况。

6.心理护理：给予患者精神安慰，消除患者焦虑不安的情绪，避免不良情绪刺激，指导患者保持心情舒畅。指导患者采取适当的放松技巧，如闭目静卧、深呼吸，放松全身肌肉。

【健康指导】

1.患者出院后，遵医嘱用药，定期复查。

2.眩晕发生时要就地蹲下或坐下，避免摔伤。

3.给予清淡、低盐、高蛋白饮食。

4.控制血糖、血脂在正常范围。

5.患者保持生活规律，防止发生上呼吸道感染。

6.指导患者养成良好的生活习惯，禁食辛辣刺激性食物。

下编
耳鼻咽喉头颈外科专科护理技术操作流程
及疾病护理

第四章 专科护理技术操作流程

第一节 鼻窦负压置换术

【概述】

鼻窦负压置换术（negativeparanasal sinuspressurereplacement）是采用间歇吸引法抽出鼻窦内空气，在窦腔内形成负压，停止吸引时，在大气压的作用下，滴入鼻腔的药液可以经窦口流入窦腔，从而达到治疗目的的一种手术。

【操作目的】

利用负压原理，将鼻窦内空气（包括分泌物和脓液）经窦口排至鼻腔，同时将鼻腔内药液经窦口流入鼻窦，从而达到治疗疾病的目的。

【适应证】

慢性额窦炎、慢性筛窦炎、慢性蝶窦炎及慢性化脓性全鼻窦炎等。

【禁忌证】

鼻出血、急性鼻炎、急性鼻窦炎、鼻部手术伤口未愈者及高血压病等。

【注意事项】

1.操作者操作时动作要轻巧，抽吸时间不可过长，负压不可过大（一般不超过 24kPa），以免损伤鼻腔黏膜，引起头痛、耳痛及鼻出血，如发现此种情况应立即停止吸引。

2. 急性鼻窦炎或慢性鼻窦炎急性发作期，不用此法，以免加重出血或使感染扩散。

3. 高血压病病人不宜用此法，因治疗中应用麻黄素，所取头位和鼻内的真空状态可使病人血压增高、头痛加重。

4. 鼻腔肿瘤及局部或全身有病变而易鼻出血者，不宜采用此法治疗。

5. 萎缩性鼻炎禁用 1% 盐酸麻黄素滴鼻液。

鼻窦负压置换术操作流程及评分标准					
考号：		科室：		姓名：	
程序	步骤	序号	分值	备注（要点及扣分说明）	扣分
仪表	仪表端庄、服装整洁，符合职业要求	1	2		
核对	双人核对医嘱单与治疗单	2	2		
评估	患者：病情、年龄、鼻腔黏膜完整性、鼻部手术史、有无鼻部出血	3	3		
	操作部位：鼻腔、鼻窦	4	2		
	心理状态：情绪反应、心理需求	5	2		
	设备：检查吸引器性能	6	1		
	合作程度：告知患者和（或）家属对此项操作的认识及配合程度	7	3		
	环境：安静、整洁、明亮	8	2		
	护士：洗手、戴口罩	9	3	口述或操作不规范视同未做

操作前准备	用物 治疗车上层：治疗盘、橄榄头、1% 盐酸麻黄素喷鼻液、滴鼻剂、负压吸引装置（墙壁负压吸引装置）、镊子、滴管、面巾纸。 治疗车下层：医用废物收集袋、生活废物收集袋、污物桶、弯盘、必要时备屏风 其他：耳鼻咽喉操作台	10	6	少一项 -1	
	患者：仰卧垂头位，肩下垫枕，伸颈垂头，使颏与外耳道口之连线与床面垂直	11	3		
操作过程	双人核对医嘱单	12	3		
	协助患者至诊疗床旁	13	3		
	查对腕带与患者信息（两个以上查对点），告知目的，取得合作	14	3		
	患者取坐位，操作者坐于患者对侧	15	3		
	操作者左手固定患者头部，右手持麻黄素喷鼻剂于鼻腔内喷雾	16	3		
	每侧鼻腔喷两喷	17	1		
	口述：麻黄素喷鼻剂可收缩鼻甲黏膜血管，使窦口开放	18	2		
	嘱患者坐立位，等待 2 分钟	19	1		
	调节负压吸引器（调节负压至<24kPa）	20	1		
	在治疗台上打开鼻窦负压置换包	21	1		

续上表

	将导管与负压装置连接备用	22	1		
	2分钟后，嘱患者一手食指按压同侧鼻翼	23	1		
	轻轻擤一侧鼻腔，使另一侧鼻腔分泌物排出	24	1		
	同法擤另一侧鼻腔	25	1		
	口述：必要时可用吸引器吸出鼻腔内分泌物	26	1		
操作过程	协助患者取平卧位，头后仰低垂位，使下颌部和外耳道口连线与水平线（即床面）垂直	27	1		
	将滴鼻药液沿着患侧鼻腔外侧壁滴入2～3滴	28	1		
	操作者左手食指按压患者健侧鼻孔	29	1		
	右手持带有橄榄头的吸引导管放在患者患侧鼻孔内	30	2		
	患侧鼻腔负压吸引	31	2		
	同时，嘱患者连续、均匀发"开、开、开"音	32	2		
	口述：发"开"的声音，可以使患者软腭上举，关闭咽腔	33	1		
	持续吸引1～2秒	34	1		
	取出鼻腔内橄榄头，间歇1～2秒	35	1		
	口述：操作过程中密切观察患者，如有不适，立即停止	36	1		
	重复上述动作6～8次	37	1		
	擦净患者口、鼻	38	1		

操作过程	协助患者取坐位	39	1		
	口述：取坐位，可以将药液存留在鼻窦腔内	40	2	口述：必要时，增加冲洗液量	
	口述：如需做另一侧鼻窦负压置换，方法同上	41	2		
	口述：幼儿哭泣时，软腭上举，可以达到封闭咽腔的目的	42	2		
	扫描患者腕带、医嘱单及操作护士信息，显示医嘱已执行	43	2	如未显示医嘱已执行 -2	
	协助患者取舒适体位	44	3		
操作后处理	用物：依据《消毒技术规范》和《医疗废物管理条例》做相应处理	45	3		
	护士：洗手	46	3		
	记录：治疗单上打勾、记录执行时间、签全名	47	3		
效果评价	熟练程度	程序正确、动作规范、操作熟练	48	3	
	人文关怀	护患沟通有效，体现人文关怀	49	3	
	质量标准	动作轻柔，护患配合默契	50	3	

【流程图示】

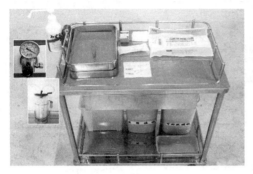

图 4-1　用物准备

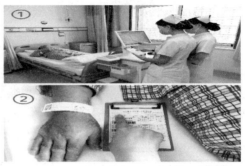

图 4-2　双人核对医嘱单与治疗单、查对腕带信息

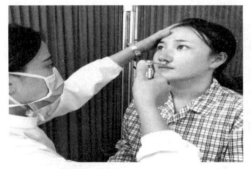

图 4-3　操作者左手固定患者头部，右手持麻黄素喷鼻剂喷雾，两侧鼻腔各喷两喷

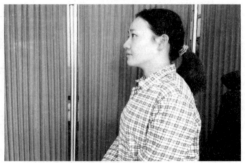

图 4-4　嘱患者坐位，等待 2 分钟

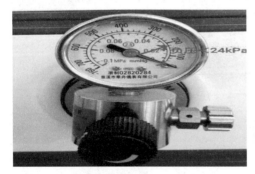

图 4-5　调节负压吸引器（负压＜24kPa）

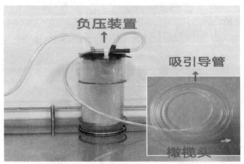

图 4-6　连接导管与负压装置备用

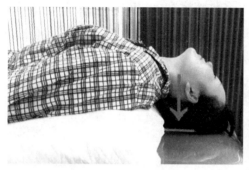

图4-7 协助患者取平卧位,头后仰低垂位,使下颌部和外耳道口连线与床面垂直

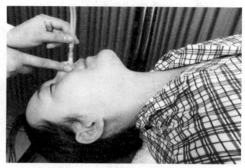

图4-8 操作者一手食指按压患者健侧鼻孔,另一只手持带有橄榄头的吸引导管放在患者患侧鼻孔内,患侧鼻腔负压吸引

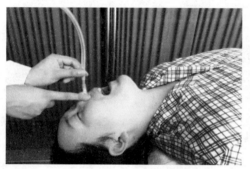

图4-9 嘱患者连续、均匀发"开、开、开"音,持续吸引1~2秒

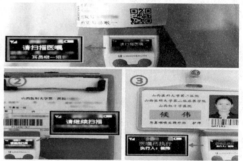

图4-10 ①扫描患者腕带;②扫描医嘱单;③扫描操作者信息显示医嘱执行

第二节 鼻腔冲洗法

【概述】

鼻腔冲洗法(nasalcavityirrigation)是治疗鼻腔、鼻窦疾病的一种常用方法,具有良好的疗效和耐受性,也是减轻鼻内镜术后并发症的一个重要措施。

【操作目的】

鼻腔冲洗可以减轻黏膜水肿、减少痂皮形成等不良反应,减少药物治疗的用量。手术患者应用后可以促进术腔黏膜早日修复,防止术腔粘连和窦口封闭。

【适应证】

鼻腔冲洗技术广泛应用于鼻腔—鼻窦的各种疾病治疗过程中，如急性鼻炎（感冒）、慢性鼻炎、慢性鼻窦炎、过敏性鼻炎、腺样体肥大、干燥性鼻炎、血管运动性鼻炎、鼻中隔偏曲、鼻息肉、真菌性鼻窦炎等。

【禁忌证】

鼻出血、鼻腔手术后早期等。

【注意事项】

1.应先冲洗阻塞较重侧鼻腔，使液体易于从阻塞轻侧流出，防止水流入鼻咽腔而引起中耳感染。

2.病人取坐位，头向前倾。

3.将盛有温冲洗液的灌洗器悬挂，高于病人头部约50cm。

4.嘱病人张口呼吸，将橄榄头放入一侧鼻前庭，开放控制夹，使冲洗液缓缓流入鼻腔，由对侧鼻腔流出至收水器内。同法冲洗另一侧。

5.冲洗时不宜说话。切忌将两侧鼻孔压紧用力擤鼻，以免发生呛咳及咽鼓管感染。

鼻腔冲洗法操作流程						
考号：		科室：			姓名：	
程序	步骤	序号	分值	备注 （要点及扣分说明）		扣分
仪表	仪表端庄、服装整洁，符合职业要求	1	2			
核对	双人核对医嘱单与治疗单	2	2			
评估	患者：病情、年龄、鼻腔黏膜完整性、鼻部手术史、有无鼻部出血	3	3			
	操作部位：鼻腔	4	2			

	心理状态：情绪反应、心理需求	5	2	
	合作程度：告知患者和（或）家属对此项操作的认识及配合程度	6	3	
	环境：安静、整洁、明亮	7	2	
	护士：洗手、戴口罩	8	3	口述或不规范视同未做
操作前准备	用物 治疗车上层：温生理盐水 300~500ml、水温计、无菌量杯、鼻腔冲洗器、一次性薄膜手套、快速手消毒液、纸巾、棉棒、治疗碗、额镜、鼻镜等 治疗车下层：医用废物收集袋、生活废物收集袋、污物桶、弯盘、必要时备屏风 其他：耳鼻咽喉操作台	9	6	少一项 –1
	患者：坐位、身体略向前倾、头略低、张口呼吸	10	3	
操作过程	双人核对医嘱单、查看患者化验单（是否有血源性传播疾病）	11	3	
	携用物至床旁	12	3	
	查对腕带与患者信息（两个以上查对点），告知目的，取得合作	13	3	
	协助患者取坐位、身体前倾 30°~40°	14	3	
	检查鼻腔冲洗器包装、有效期	15	3	
	橄榄头冲洗咀连接冲洗管	16	1	
	进液咀连接另一冲洗管	17	2	

续上表

	取出球囊，轻轻挤捏，检查球囊性能良好	18	2		
	将橄榄头冲洗管一端连接球囊有空气排出的一侧	19	2		
	将进液管一端连接于球囊的另一侧	20	3		
	再次检查鼻腔冲洗器性能良好	21	2		
	将连接好的鼻腔冲洗器放在治疗巾内备用	22	2		
	温生理盐水倒入量杯内，测量水温37℃~40℃	23	2		
	测量水温时操作者平视水温计刻度	24	1		
	温生理盐水放在治疗车上层备用	25	1		
操作过程	嘱患者身体略向前倾、头略低、张口呼吸	26	1		
	将污物桶置于患者头面部下方20~30cm	27	1		
	将鼻腔冲洗器的吸液管没入有冲洗液（温生理盐水）的容器中	28	3		
	将鼻腔冲洗器的冲洗管推入患者一侧鼻前庭，并用手妥善固定	29	2		
	缓慢挤压气囊，使冲洗液冲入鼻孔内，再从另一侧鼻腔或口腔中回流出来，流至污物桶内	30	2		
	口述：冲洗过程中嘱患者勿用鼻吸气以免引起呛咳	31	1		
	口述：冲洗过程中密切观察冲洗液的性状、颜色、量，如有异常，立即报告主管医生，给予处理	32	2		

操作过程	一侧鼻腔连续冲洗液量为 250ml	33	2	口述：必要时，增加冲洗液量	
	直至冲洗液澄清无异味	34	1		
	一侧鼻腔冲洗后，换另侧鼻腔，同法操作	35	1		
	口述：如双侧冲洗，应先冲洗病变较重的一侧；如单侧冲洗，应由健侧向患侧冲	36	2		
	口述：冲洗时如鼻腔出血（或冲洗液有新鲜血液）应立即停止，通知医生进行相应处理	37	2		
	口述：若脓涕较多时，需增加冲洗次数	38	1		
	冲洗完毕用毛巾擦去患者鼻面部水渍	39	1		
	检查患者鼻腔有无出血、鼻痂情况	40	1		
	口述：如有鼻喷药物治疗，需在冲洗后 30 分钟再用药	41	1		
	扫描患者腕带、医嘱单及操作护士信息，显示医嘱已执行并宣教注意事项	42	1	如未显示医嘱已执行 -2	
	协助患者取舒适体位	43	2		
操作后处理	用物：依据《消毒技术规范》和《医疗废物管理条例》做相应处理	44	2	口述或不规范视同未做	
	护士：洗手	45	2		

续上表

		记录: 治疗单上打勾、记录执行时间、签全名	46	2	
效果评价	熟练程度	程序正确、动作规范、操作熟练	47	2	
	人文关怀	护患沟通有效, 体现人文关怀	48	2	
	质量标准	鼻腔是否冲洗通畅, 鼻腔有无出血	49	2	

【流程图示】

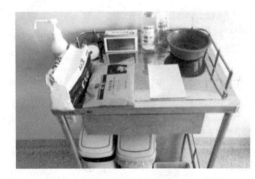

图 4-11 用物准备

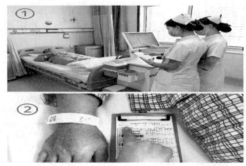

图 4-12 双人核对医嘱单与治疗单、查对腕带信息

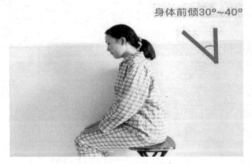

图 4-13 患者坐位、身体略前倾 30°～40°

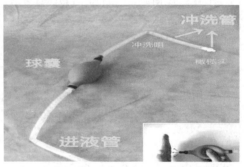

图 4-14 检查球囊性能良好、并连接冲洗管、进液管备用

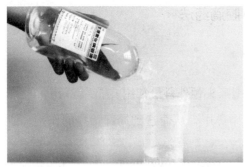

图 4-15　温生理盐水倒入量杯内

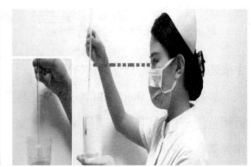

图 4-16　操作者平视水温计刻度，水温 37℃~40℃

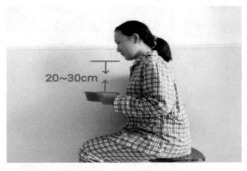

图 4-17　污物桶置于患者头面部下方 20~30cm

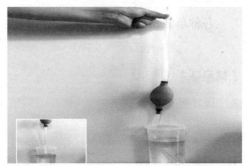

图 4-18　将进液管没入冲洗液中

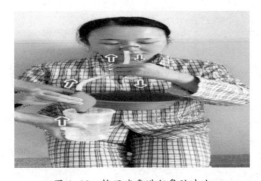

图 4-19　挤压球囊进行鼻腔冲洗

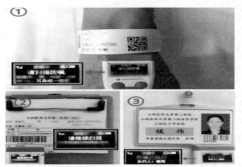

图 4-20　①扫描患者腕带；②扫描医嘱单；
③扫描操作者信息显示医嘱执行

第三节　鼻腔滴药法

【概述】

鼻腔滴药法（thenasaldropping）是耳鼻咽喉头颈外科最常用、方便、经济、安全、适用范围广的给药方法，药物经鼻腔进入中鼻甲，从而达到局部治疗的作用，或作为某些诊断检查的方法。

【操作目的】

收缩或湿润鼻腔黏膜，达到通气、引流和消炎的目的。

【适应证】

各种鼻腔疾病及鼻腔术后的患者。

【禁忌证】

无特殊禁忌证。

【注意事项】

1. 滴药时，避免将滴管头部接触鼻腔，以免污染药液。

2. 高血压病患者避免头部过分后仰，可改为斜坡卧位。

3. 要认真查对药液，检查药液有无沉淀、变质。

4. 鼻黏膜减充血剂连续使用不可超过 2 周。

鼻腔滴药法操作流程及评分标准

考号：　　　　　　　　科室：　　　　　　　　姓名：

程序	步骤	序号	分值	备注 （要点及扣分说明）	扣分
仪表	仪表端庄、服装整洁，符合职业要求	1	1		
核对	双人核对医嘱单与治疗单	2	2		
评估	患者：生命体征、意识状态、病变程度及治疗经过	3	3		
	操作部位：鼻腔	4	2	评估鼻腔、皮肤、黏膜情况，有无出血、破溃及炎症	
	心理状态：情绪反应、心理需求	5	1		
	合作程度：告知患者和（或）家属对此项操作的认识及配合程度	6	1		
	环境：安静、整洁、光线充足	7	1		
操作前准备	护士：洗手、戴口罩	8	2	口述或不规范视同未做	
	用物 治疗车上层：治疗单、小弯盘，根据医嘱备药液、滴管或盛有药液的滴瓶、无菌棉签、小药杯内放生理盐水（50ml）、清洁棉球或纸巾、手电筒、快速手消毒剂 治疗车下层：黄色医用垃圾袋、黑色生活垃圾袋，必要时备屏风	9	5	缺一项 -0.5	
	患者：清理鼻腔分泌物，准备面巾纸	10	2	必要时给予协助	

续上表

	双人核对医嘱单、治疗单	11	2		
	将用物携至床旁（按规定时间给药）	12	2		
	查对患者与腕带信息（两个以上查对点）	13	2		
	再次告知患者滴药目的，取得合作	14	4		
	核对药品名称、剂量、方法、有效期、有无沉淀变质	15	8		
操作过程	口述：如患者有疑问，应重新核对后再滴药；如患者不在或因故不能滴药，应将药物带回保管，适时再给药或交班	16	5		
	患者取仰卧位，肩下垫枕，颈伸直，头后仰，使下颌角与耳垂的连线与床面垂直	17	3		
	或取坐位，紧靠椅背，头尽量后仰，使下颌角与耳垂的连线与椅背垂直	18	2		
	口述：如为颈椎损伤患者，可取平卧位	19	1		
	口述：必要时用屏风遮挡患者	20	1		
	护士面朝患者头部	21	1		
	口述：如鼻腔内有分泌物时，嘱患者轻轻擤鼻，清除鼻腔内分泌物	22	2		
	用生理盐水、棉签清理鼻腔，检查鼻腔情况	23	3		
	左手向外上轻推患者鼻尖，充分暴露鼻腔，右手持滴鼻药瓶距患者鼻孔约2cm处，沿鼻腔外侧壁向鼻腔内滴入药液3~5滴	24	6		

操作过程	口述：患者如有呛咳，应当停止滴药，协助患者坐起或头偏向一侧	25	2	
	用棉球轻按鼻翼，使药液和鼻腔黏膜充分接触	26	1	
	同法，将药液滴入另一侧鼻腔	27	6	
	口述：滴药时勿做吞咽动作，以免药液进入咽部，引起不适	28	2	
	口述：滴药时，滴管口或瓶口勿触及鼻孔、鼻翼及鼻毛，以免污染药液	29	2	
	用棉球或纸巾擦净口鼻	30	1	
	口述：保留原卧位 3~5 分钟	31	1	
	再次检查鼻腔情况	32	1	
	和患者解释滴药后注意事项	33	1	
	整理床单位，根据病情协助患者取合适体位	34	2	
	扫描患者腕带、医嘱单及操作护士信息，显示医嘱已执行	35	3	如未显示医嘱已执行 –2
	口述：观察患者用药后的反应，若有异常，及时与医生联系，酌情处理	36	4	
操作后处理	用物：依据《消毒技术规范》和《医疗废物管理条例》做相应处理	37	1	
	护士：洗手	38	1	口述或不规范视同未做
	记录：治疗单上打勾、记录执行时间、签全名	39	1	

续上表

效果评价	熟练程度	程序正确、动作规范、操作熟练	40	2	
	人文关怀	护患沟通有效，体现人文关怀	41	2	
	质量标准	正确查对无误	42	2	
		给药有效	43	3	

【流程图示】

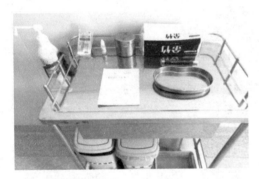

图 4-21　用物准备

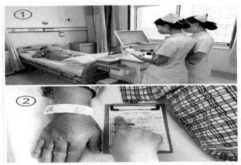

图 4-22　双人核对医嘱单、治疗单及患者腕带

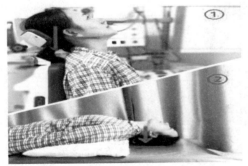

图 4-23　患者取仰卧位或坐位，使下颌角与耳垂的连线同椅背或床面垂直

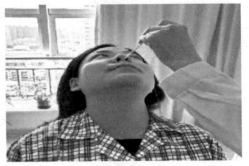

图 4-24　用生理盐水、棉签清理鼻腔

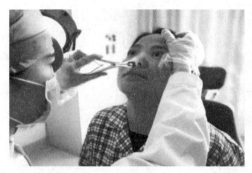

图 4-25　用鼻内镜检查检查鼻腔情况

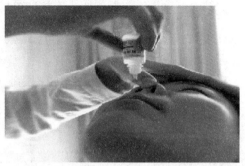

图 4-26　沿鼻腔外侧壁向鼻腔内滴入药液

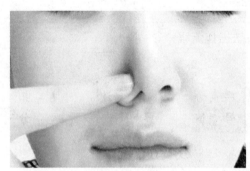

图 4-27　轻按鼻翼，使药液和鼻黏膜充分接触

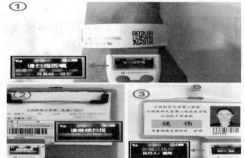

图 4-28　①扫描患者腕带；②扫描医嘱单；③扫描操作者信息显示医嘱执行

第四节　耳部手术备皮法

【概述】

耳部手术备皮法（earsurgeryforskinpreparation）是指耳部手术的相应部位剃除毛发并进行体表清洁的手术准备，是对拟行耳外科、耳后入路颅底手术的患者在术前进行手术区域清洁的工作，包括剃除相应部位头发、毛发和清洗相应部位的皮肤等，必要时还要做皮肤碘伏擦洗。

【操作目的】

在行各种耳部手术之前，使术野清洁，预防术后切口感染。

【适应证】

所有耳部手术、侧颅底手术、前颅底手术。

【禁忌证】

无绝对禁忌。

【注意事项】

1. 操作时动作轻柔，避免损伤手术野头皮。

2. 操作前观察手术野皮肤情况，有头皮疖肿或耳前瘘管者，备皮后要用碘伏消毒瘘口部位。

3. 操作时，既要保证美观，还要兼顾备皮效果，要达到术前准备的要求。

程序	步骤	序号	分值	备注（要点及扣分说明）	扣分
仪表	仪表端庄、服装整洁，符合职业要求	1	1		
核对	双人核对医嘱单与治疗单	2	2		
评估	患者：病情、年龄、耳郭周围皮肤完整性、耳部手术史，必要时协助患者清洗头发	3	3		
	操作部位：耳郭周围	4	3		
	心理状态：情绪反应、心理需求	5	2		
	合作程度：告知患者和（或）家属对此项操作的认识及配合程度	6	1		
	环境：安静、整洁、光线充足	7	1		

耳部手术备皮法操作流程

考号： 科室： 姓名：

操作前准备	护士：洗手、戴口罩	8	2	口述或不规范视同未做	
	用物 治疗车上层：治疗巾、弯盘、纱布、无菌棉签、外用生理盐水、皮筋、发夹、梳子、小夹子、凡士林或发胶、剪刀、一次性备皮包、过氧化氢溶液、电耳镜等 治疗车下层：医用废物收集袋、生活废物收集袋、利器盒，必要时备屏风	9	5	少一项 - 0.5	
	患者：取舒适坐位，患侧耳部朝向护士	10	1		
操作过程	双人核对医嘱单、患者信息及腕带信息（两个以上查对点）	11	1		
	携用物至操作台旁	12	1		
	协助患者至处置室治疗台前，查对患者及腕带信息（两个以上查对点），告知目的，取得合作	13	2		
	嘱患者取坐位	14	1		
	护士站于患者患耳侧	15	1		
	肩部围治疗巾，用小夹子固定	16	1		
	打开备皮包	17	1		
	用正确的方法打开无菌剪刀包	18	3		
	戴手套	19	3		
	口述：耳部手术备皮范围为耳郭周围5~6cm	20	3		

续上表

操作过程	检查外耳道情况，外耳道有脓液等分泌物时，分别用3%过氧化氢溶液及外用生理盐水清洁外耳道，并用棉签拭干	21	2		
	将备皮部位以外的头发用皮筋扎紧，紧贴头皮固定	22	2		
	左手固定患者头部	23	2		
	右手持剪刀将备皮区域头发全部剪短	24	2		
	取出滑石粉扑，轻轻往头皮涂抹一层	25	1		
	取出剃刀	26	1		
	左手拇指和食指绷紧皮肤，右手持剃刀紧贴头皮将所有发根全部剃除干净	27	2		
	操作过程中动作轻柔，避免划伤患者头皮	28	3		
	口述：备皮区周围如有短小毛发露出无法用皮筋固定时，可用凡士林、发胶将其粘在辫子上，或用剪刀剪去	29	3		
	口述：操作过程中，手法要轻柔，避免损伤头皮。如果操作过程中有损伤头皮，应暂停操作，用干棉签按压3~5分钟，至不出血为止。如双侧耳部手术，另一侧按同样方法备皮	30	3		
	口述：如系短发患者，无须剪短，可直接用备皮刀将头发剃除	31	3		
	治疗碗内倒入生理盐水	32	2		

用半干生理盐水纱布擦拭耳郭周围皮肤两遍	33	3		
再次检查耳郭周围头发有无残留	34	3		
边操作边口述：观察备皮区域有无残留毛发或不洁，必要时重复以上步骤	35	3		
扫描患者腕带、医嘱单及操作护士信息，显示医嘱已执行	36	2	如未显示医嘱已执行 –2	
告知患者注意事项，进行健康指导	37	3		
协助患者返回病房，取舒适体位	38	2		
口述：有胡须者，将胡须刮净	39	2		
口述：备皮处及外耳道皮肤有破损、感染时，需采取相应的换药措施	40	3		
操作后处理	用物：依据《消毒技术规范》和《医疗废物管理条例》做相应处理	41	3	
	护士：洗手	42	3	口述或不规范视同未做
	记录：治疗单上打勾、记录执行时间、签全名	43	3	
效果评价	熟练程度	程序安全有效、动作规范、操作熟练	44	2	
	人文关怀	沟通良好，体现人文关怀	45	2	
	质量标准	耳郭周围头发剃除干净，皮肤无出血、破损	46	2	

【流程图示】

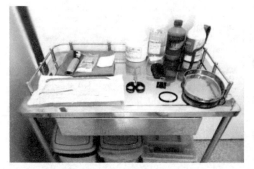

图 4-29　用物准备

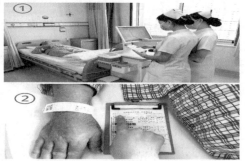

图 4-30　双人核对医嘱单、治疗单及患者腕带

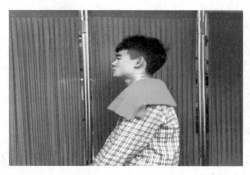

图 4-31　患者取坐位，患耳面向操作者肩部围治疗巾，用小夹子固定

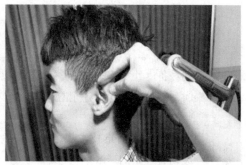

图 4-32　检查外耳道情况

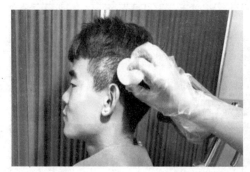

图 4-33　轻轻往头皮涂抹一层滑石粉

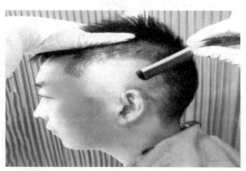

图 4-34　左手固定头部，右手持剃刀刮除头皮表面的发根

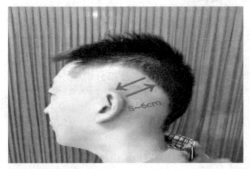

图 4-35　备皮范围为耳郭周围 5~6cm

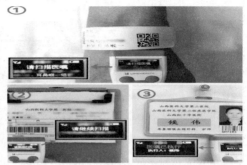

图 4-36　①扫描患者腕带；②扫描医嘱单；③扫描操作者信息显示医嘱执行

第五节　剪鼻毛法

【概述】

剪鼻毛法（nosehaircutmethod）是指鼻腔入路手术的常规术前准备，临床作用等同于手术部位备皮。术前 24 小时内剪去鼻毛，清洁鼻前庭皮肤，防止感染，并使手术野清楚。

【操作目的】

不损伤皮肤、黏膜完整性的前提下减少皮肤细菌数量，降低手术后切口感染率。

【适应证】

鼻内镜手术、鼻前庭手术、鼻窦手术、经鼻入路的侧颅底手术等。

【禁忌证】

鼻出血、急性鼻炎等。

【注意事项】

1. 操作过程中调整光源与额镜反光板，使光束聚焦在鼻前庭部位。

2. 操作过程中动作轻柔，避免划伤患者鼻腔黏膜。

3. 急性鼻炎、鼻黏膜水肿或有损伤时，操作结束需用碘伏棉棒消毒鼻腔。

程序	步骤	序号	分值	备注（要点及扣分说明）	扣分
	剪鼻毛法操作流程				
考号：	科室：			姓名：	
仪表	仪表端庄、服装整洁，符合职业要求	1	2		
核对	双人核对医嘱单与治疗单	1	2		
评估	患者：病情、年龄、鼻腔黏膜完整性、鼻部手术史、有无鼻中隔偏曲、女性是否处于生理期	1	3		
	操作部位：鼻前庭	2	2		
	心理状态：情绪反应、心理需求	3	1		
	合作程度：告知患者和（或）家属对此项操作的认识及配合程度	4	1		
	环境：安静、整洁、有照射光源	5	1		
操作前准备	护士：洗手、戴口罩	1	2	口述或不规范视同未做	
	用物 治疗车上层：治疗单、小弯剪、凡士林、棉签、额镜、一次性薄膜手套、纱布、弯盘、快速手消毒液、10ml 盐水、治疗碗 治疗车下层：医用废物收集袋、生活废物收集袋、弯盘、耳鼻咽喉带光源的治疗台，必要时备屏风	2	3	缺一项 -0.5	
	患者：坐位、身体略向前倾、头略后仰	3	2		

操作过程	双人核对医嘱单、查看患者化验单（是否有血源性传播疾病）	1	2		
	将用物携至操作台旁	2	1		
	携助患者至处置室治疗台前，查对腕带与患者信息（两个以上查对点），告知目的，取得合作	3	2		
	嘱患者取坐位，坐于耳鼻咽喉专用治疗台患者椅位	4	2		
	口述：如为颈椎损伤的患者，可取平卧位	5	2		
	护士坐于患者对侧	6	2		
	打开治疗台光源	7	2		
	护士用正确方法佩戴额镜	8	2		
	调整额镜反光板，使光源折射聚焦在操作部位	9	2		
	戴一次性薄膜手套	10	2		
	口述：如鼻腔内有分泌物时，嘱患者轻轻擤鼻，清除鼻腔内分泌物	11	2		
	用无菌干棉签清理鼻腔	12	3		
	正确的方法打开无菌弯剪包	13	3		
	无菌棉签沾少许凡士林润滑小弯剪	14	4		
	左手拇指将鼻尖向外上推，其余四指固定于患者前额部位，暴露鼻前庭前壁和侧壁	15	3		
	右手持小弯剪紧贴鼻部黏膜，从鼻毛根部剪掉鼻前庭前壁和侧壁的鼻毛	16	4		

续上表

操作过程	左手拇指绷紧上唇部皮肤，其余四指固定于患者下颌骨部位，暴露鼻前庭后壁和侧壁	17	3	
	右手持小弯剪紧贴鼻部黏膜，从鼻毛根部剪掉鼻前庭后壁鼻毛	18	4	如果操作过程中损伤鼻腔黏膜，应暂停操作，用干棉签按压 3~5 分钟，至不出血为止
	口述：操作过程中，手法要轻柔，避免损伤鼻腔黏膜。如双侧鼻腔手术，同法剪另一侧	19	3	
	打开无菌治疗碗，生理盐水 20ml 倒入治疗碗内	20	3	
	棉签沾少许生理盐水	21	2	棉签棉絮部分浸入生理盐水约三分之二
	用半干生理盐水棉签擦拭鼻前庭部位	22	4	一侧鼻孔用两根盐水棉签擦拭两遍
	再次检查鼻前庭皮肤处鼻毛有无残留	23	6	未检查鼻前庭前壁和侧壁 –3，未检查鼻前庭后壁和侧壁 –3
	扫描患者腕带、医嘱单及操作护士信息，显示医嘱已执行并宣教注意事项	24	2	如未显示医嘱已执行 –2
	协助患者回到病房	25	3	
	用物：依据《消毒技术规范》和《医疗废物管理条例》做相应处理	26	1	

操作后处理	护士：洗手	27	2	口述或不规范视同未做	
	记录：治疗单上打勾、记录执行时间、签全名	28	2		
效果评价	熟练程度	程序正确、动作规范、操作熟练	29	3	
	人文关怀	护患沟通有效，体现人文关怀	30	3	
	质量标准	鼻前庭处鼻毛修剪干净，鼻腔黏膜无出血、破损	31	2	

【流程图示】

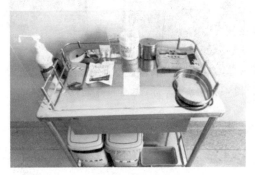

图 4-37　用物准备

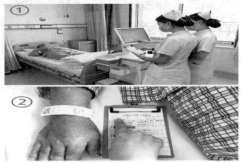

图 4-38　双人核对医嘱单、治疗单及患者腕带

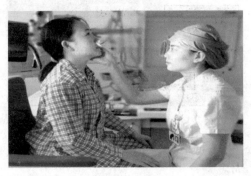

图 4-39　患者取坐位，身体略前倾、头后仰

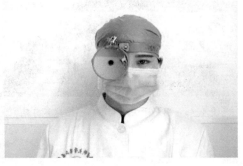

图 4-40　正确佩戴额镜

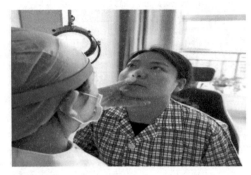

图 4-41　调节额镜反光板，使光源折射聚焦操作部位

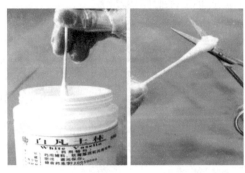

图 4-42　无菌棉签沾少许凡士林润滑小剪刀

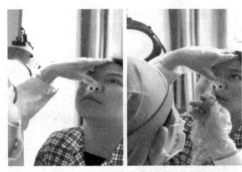

图 4-43　暴露鼻前庭前壁和侧壁，依次从鼻根部鼻前庭前壁和侧壁剪鼻毛

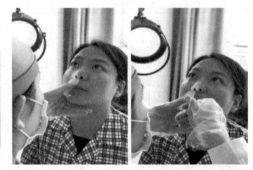

图 4-44　暴露鼻前庭后壁和侧壁，从鼻根部到后壁剪鼻毛

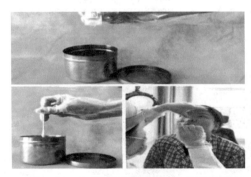

图 4-45　用半干生理盐水棉签擦拭鼻前庭

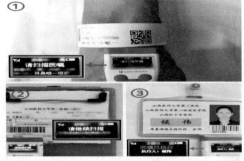

图 4-46　①扫描患者腕带；②扫描医嘱单；③扫描操作者信息显示医嘱执行

第六节　咽鼓管吹张术

【概述】

咽鼓管吹张术（nustachiantubeblowing）是一种治疗咽鼓管阻塞病症的方法，用于诊治咽鼓管阻塞，引流中耳鼓室积液，提高听力。主要有三种方法：瓦尔萨尔法、波利策法、导管吹张法。

【操作目的】

达到开放和改善咽鼓管功能状态、促进鼓室内的压力与外界空气压力平衡、有助于鼓膜内陷恢复正常。

【适应证】

咽鼓管堵塞、咽鼓管功能差的患者或小儿等。

【禁忌证】

急性上呼吸道感染，鼻腔或鼻咽部有脓性分泌物、脓痂而未清除，鼻腔或鼻咽部有肿瘤、异物或溃疡，鼓膜穿孔，急性中耳炎，鼻出血，急性鼻炎，急性感冒等。

【注意事项】

1.导管插入和退出时，动作要轻柔，顺势送进或退出，切忌使用暴力，以免损伤鼻腔或咽鼓管口的黏膜。

2.吹气时用力适当，用力过猛可致鼓膜穿孔。特别当鼓膜有萎缩性瘢痕时，更应小心。

3.鼻腔或鼻咽部有脓液、痂皮时，吹张前应清除之。

4.注意防止受检者因反射性咳嗽、吞咽、嗳气等而造成咽鼓管咽口的外伤。

咽鼓管吹张术（瓦尔萨尔法）操作流程

考号：　　　　　　　科室：　　　　　　　姓名：

程序	步骤	序号	分值	备注（要点及扣分说明）	扣分
仪表	仪表端庄、服装整洁，符合职业要求	1	1		
核对	双人核对医嘱单与治疗单	2	2		
评估	患者：病情、年龄、鼻腔黏膜完整性，有无鼻出血、中耳炎症、急性感冒，鼓膜完整性，耳部充血情况，女性是否处于生理期	3	2	指导患者正确擤鼻	
	操作部位：鼻前庭	4	2		
	心理状态：情绪反应、心理需求	5	1		
	合作程度：告知患者和（或）家属对此项操作的认识及配合程度	6	1		
	环境：安静、整洁、有照射光源	7	1		
操作前准备	护士：洗手、戴口罩	8	2	口述或不规范视同未做	
	用物 治疗车上层：治疗单、棉签、额镜、一次性薄膜手套、纱布、弯盘、前鼻镜、耳镜、听诊器、快速手消毒液 治疗车下层：医用废物收集袋、生活废物收集袋 耳鼻咽喉科综合工作台，必要时备屏风	9	4	缺一项 -0.5	

	双人核对医嘱单，查看患者化验单（是否有血源性传播疾病）	10	2		
	将用物携至操作台旁	11	1		
	协助患者坐于诊疗椅上	12	2		
	护士坐于患者对侧	13	2		
	查对治疗单、患者信息与腕带信息（两个以上查对点）	14	2		
	告知目的，取得合作	15	2		
	打开治疗台光源	16	2		
	护士用正确方法佩戴额镜	17	2		
	操作者戴一次性薄膜手套	18	2		
操作过程	检查鼻腔：左手执前鼻镜，右手扶持患者的额部，调节患者的头位	19	1	注：前鼻镜大小合适	
	将镜唇前段放入鼻内孔，轻轻张开鼻镜镜唇	20	3	手持前鼻镜方法不正确 –3	
	口述：鼻腔无分泌物，黏膜完整，无出血、水肿。如有脓液、痂皮时，指导患者正确擤鼻，及时清除	21	3		
	协助患者头偏向健侧，暴露患耳	22	1		
	检查外耳道及鼓膜：操作者左手从耳郭下方以拇指及中指夹持并牵拉耳郭，食指向前推压耳屏，暴露外耳道	23	1		
	右手调整额镜反光板，使光源折射聚焦在外耳道口	24	3	光源折射部位错误 –2	
	检查外耳道各壁皮肤状况、鼓膜完整性	25	3		

续上表

操作过程	口述：鼓膜完整，外耳道光滑，无分泌物，才可进行瓦尔萨尔法咽鼓管吹张	26	2	
	患者一手拇指及食指捏紧两侧鼻翼	27	1	有漏气 −1
	嘱患者紧闭双唇	28	2	
	嘱患者用力鼓气，当患者听到鼓膜"噗"的一声，即停止鼓气	29	3	如操作过程中患者感觉鼓膜疼痛剧烈，应立即停止操作
	口述：也可通过听诊管听鼓膜是否震动	30	2	
	嘱患者松开口鼻，正常呼吸 1～2 个周期，并做吞咽动作	31	2	
	口述：如无异常，成人重复 5～7 次	32	2	
	询问患者耳闷症状改善情况	33	1	
	再次检查鼻腔有无破损及耳部鼓膜完整情况	34	6	未检查鼻腔完整情况 −3，未检查耳部鼓膜完整性 −3
	扫描患者腕带、医嘱单及操作护士信息，显示医嘱已执行	35	2	如未显示医嘱已执行 −2
	告知注意事项，健康教育	36	5	
	协助患者回病房	37	3	
操作后处理	用物：依据《消毒技术规范》和《医疗废物管理条例》做相应处理	38	2	
	护士：洗手	39	2	口述或不规范视同未做
	记录：治疗单上打勾、记录执行时间、签全名	40	3	

效果评价	熟练程度	程序正确、动作规范、操作熟练	41	6		
	人文关怀	护患沟通有效，体现人文关怀	42	4		
	质量标准	鼓膜完整性，中耳压力有无减轻和听力有无改善	43	4		

【流程图示】

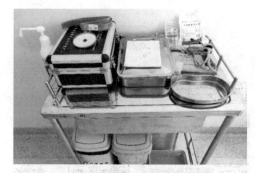

图 4-47　用物准备

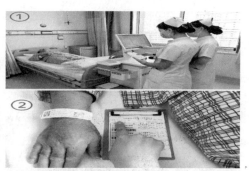

图 4-48　双人核对医嘱单、治疗单及患者腕带

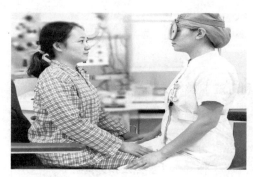

图 4-49　患者坐于诊疗椅，护士坐对侧

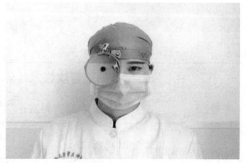

图 4-50　正确佩戴额镜

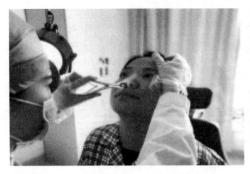
图 4-48 左手持前鼻镜，右手扶额头检查鼻腔

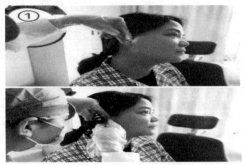
图 4-49 检查外耳道及鼓膜

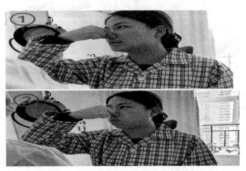
图 4-50 ①患者一手拇指及食指捏紧两侧鼻翼、紧闭双唇；②患者用力鼓气，听到鼓膜"噗"的一声，停止鼓气

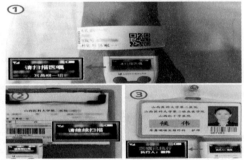
图 4-51 ①扫描患者腕带；②扫描医嘱单；③扫描操作者信息显示医嘱执行

咽鼓管吹张术（波利策法）操作流程					
考号：		科室：		姓名：	
程序	步骤	序号	分值	备注（要点及扣分说明）	扣分
仪表	仪表端庄、服装整洁，符合职业要求	1	1		
核对	双人核对医嘱单与治疗单	2	2		

评估	患者：病情、年龄、鼻腔黏膜完整性，有无鼻出血、中耳炎症、急性感冒，鼓膜的完整性，耳部充血情况，女性是否处于生理期	3	2	指导患者正确擤鼻	
	操作部位：鼻前庭	4	2		
	心理状态：情绪反应、心理需求	5	1		
	合作程度：告知患者和（或）家属对此项操作的认识及配合程度	6	1		
	环境：安静、整洁、有照射光源	7	1		
操作前准备	护士：洗手、戴口罩	8	2	口述或不规范视同未做	
	用物 治疗车上层：一瓶200ml温水、治疗单、棉签、额镜、一次性薄膜手套、纱布、弯盘、前鼻镜、耳镜、波士球吹张器、听诊器、快速手消毒液 治疗车下层：医用废物收集袋、生活废物收集袋 耳鼻咽喉科综合工作台，必要时备屏风	9	4	缺一项 -0.5	
操作过程	双人核对医嘱单，查看患者化验单（是否有血源性传播疾病）	10	2		
	将用物携至操作台旁	11	1		
	协助患者坐于诊疗椅上（不合作的患儿，指导家长环抱并固定患儿坐于诊疗椅）	12	2		
	护士坐于患者对侧	13	2		

续上表

操作过程	查对治疗单、患者信息与腕带（两个以上查对点）	14	2	
	告知目的，取得合作	15	2	
	铺治疗巾，将波士球、橄榄头、纱布、温水置于治疗巾内	16	2	
	打开治疗台光源	17	2	
	护士用正确方法佩戴额镜	18	2	
	操作者戴一次性薄膜手套	19	1	
	检查鼻腔：左手执前鼻镜，右手扶持患者的额部，调节患者的头位	20	1	注：前鼻镜大小合适
	将镜唇前段放入鼻内孔，轻轻张开鼻镜镜唇	21	3	手持前鼻镜方法不正确 -3
	口述：鼻腔无分泌物，黏膜完整，无出血、水肿，如有脓液、痂皮时，指导患者正确擤鼻，及时清除	22	3	
	协助患者头偏向健侧，暴露患耳	23	1	
	检查外耳道及鼓膜：操作者左手从耳郭下方以拇指及中指夹持并牵拉耳郭，食指向前推压耳屏，暴露外耳道	24	1	
	右手调整额镜反光板，使光源折射聚焦在外耳道口	25	3	光源折射部位错误 -2
	检查外耳道各壁皮肤状况、鼓膜完整性	26	3	
	口述：鼓膜完整，外耳道光滑，无分泌物，才可进行波利策法咽鼓管吹张	27	2	

操作过程	打开波士球吹张包，正确连接橄榄球和波士球	28	2	
	嘱患者口内含一口温水，勿吞咽	29	4	
	左手中指和无名指夹紧橄榄球底部，将橄榄头轻轻塞入患者左侧前鼻孔	30	5	操作过程橄榄头固定不规范 –3
	左手拇指和食指固定患者两侧鼻翼	31	1	
	口述：捏紧两侧鼻翼，鼻腔不漏气	32	1	
	右手执波士球	33	1	
	嘱患者做吞咽动作	34	2	
	在患者吞咽的同时，操作者迅速挤压波士球，将球内气体压入咽鼓管到达鼓室	35	1	吞咽过程中，患者软腭上举、鼻咽腔关闭、咽鼓管开放
	口述：操作过程中，第一次挤压波士球不可用力过大，避免鼓膜穿孔	36	2	如果操作过程中患者感觉鼓膜剧烈疼痛，应停止操作，检查鼓膜
	移去橄榄头，正常呼吸 1～2 个周期，并做吞咽动作	37	3	未移去橄榄头，直接反复操作者 –3
	右手放松挤压的波士球，使橄榄球自然回弹后反复上述操作	38	1	
	口述：如无异常成人重复 5～7 次，小儿重复 3～4 次	39	3	
	口述：右侧吹张时同法	40	3	
	擦净口、鼻腔	41	1	
	将橄榄头弃去，波士球放于治疗车下层备用	42	6	
	再次检查鼻腔有无破损及耳部鼓膜完整情况	43	1	未检查鼻腔完整情况 –3，未检查耳部鼓膜完整性 –3

	扫描患者腕带、医嘱单及操作护士信息，显示医嘱已执行	44	2	如未显示医嘱已执行 –2	
	告知注意事项，健康教育	45	1		
	协助患者回病房	46	1		
操作后处理	用物：依据《消毒技术规范》和《医疗废物管理条例》做相应处理	47	1	患者如为血液传播性疾病，波士球按照相应的规范进行处理、消毒后备用	
	护士：洗手	48	1	口述或不规范视同未做	
	记录：治疗单上打勾、记录执行时间、签全名	49	2		
效果评价	熟练程度	程序正确、动作规范、操作熟练	50	1	
	人文关怀	护患沟通有效，体现人文关怀	51	1	
	质量标准	鼓膜完整性，中耳压力有无减轻和听力有无改善，鼻腔黏膜有无出血、破损	52	2	

【流程图示】

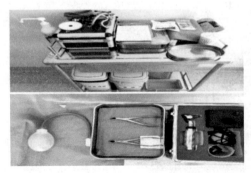

图 4-55 用物准备

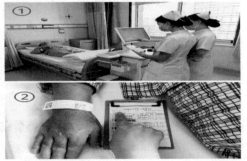

图 4-56 双人核对医嘱单、治疗单及患者腕带

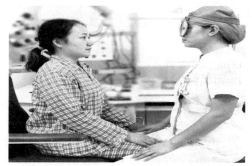

图 4-57　患者坐于诊疗椅, 护士坐对侧

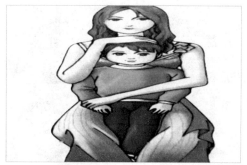

图 4-58　不合作的患儿, 指导家长环抱并固定患儿坐于诊疗椅

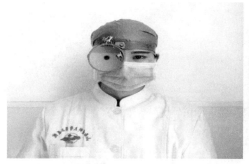

图 4-59　正确佩戴额镜

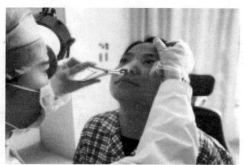

图 4-60　左手持前鼻镜, 右手扶额头检查鼻腔

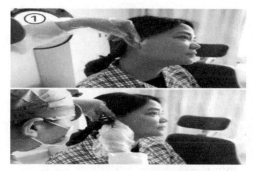

图 4-61　检查外耳道及鼓膜

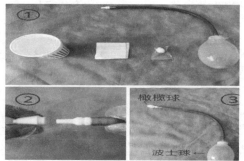

图 4-62　正确连接橄榄球和波士球

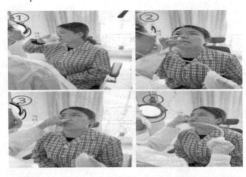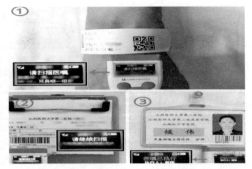

图 4-63 ①患者口内含温水，勿吞咽；②左手中指和无名指夹紧橄榄球底部，将橄榄头轻轻塞入患者右侧前鼻孔；③左手拇指和食指固定患者两侧鼻翼；④嘱患者做吞咽动作，同时迅速挤压波士球

图 4-64 ①扫描患者腕带；②扫描医嘱单；③扫描操作者信息显示医嘱执行

第七节　上颌窦穿刺冲洗术

【概述】

上颌窦穿刺冲洗术（maxillary sinus puncture irrigation）是指经鼻腔外侧骨壁（上颌窦内侧壁）用穿刺针穿入上颌窦腔内，进行抽吸和冲洗的手术，是一种治疗和诊断操作方法。

【目的】

诊断和治疗上颌窦疾病。

【适应证】

急性或急性复发性上颌窦炎、上颌窦造影、上颌窦穿刺活检。

【禁忌证】

鼻出血、急性鼻窦炎、妇女月经期或有出血倾向者、3 岁以下儿童、个别上颌窦骨壁厚及腔小的成人。

【注意事项】

1.进针部位准确，方向正确，一旦有落空感即停止进针。

2.未确定穿刺针在窦腔内时，切忌注入空气。

3.若冲洗时阻力较大，应适时调整枕头，如无改善，应停止冲洗。

4.冲洗时注意观察患者的眼球及面颊部，如有异常，应停止冲洗。

5.若怀疑发生气栓，应急置患者头低位和左侧卧位，并给予吸氧及其他急救措施。12岁以下儿童，因上颌窦发育尚未完全，不宜采用此法。

上颌窦穿刺冲洗术操作流程					
考号：		科室：		姓名：	
程序	步骤	序号	分值	备注 （要点及扣分说明）	扣分
仪表	仪表端庄、服装整洁，符合职业要求	1	1		
核对	双人核对医嘱单与治疗单	2	2		
评估	患者：病情、年龄、鼻腔黏膜完整性、鼻部手术史、有无鼻中隔偏曲、女性是否处于生理期	3	3		
	操作部位：下鼻甲、下鼻道	4	2		
	心理状态：情绪反应、心理需求	5	1		
	合作程度：告知患者和（或）家属对此项操作的认识及配合程度	6	1		
	环境：安静、整洁、有照射光源	7	1		
	护士：洗手、戴口罩	8	2	口述或不规范视同未做	

操作前准备	用物: 治疗车上层:治疗单、呋麻滴鼻液一支、1% 丁卡因注射液、前鼻镜、上颌窦穿刺针、20ml 或 50ml 注射器两个、棉签、额镜、一次性无菌手套、纱布、弯盘、快速手消毒液、无菌棉条、100ml 温盐水、止血棉片、治疗碗两个 治疗车下层:医用废物收集袋、生活废物收集袋、利器盒 耳鼻咽喉带光源的治疗台,必要时备屏风	9	3	缺一项 -0.5
	患者:坐位,身体略向前倾,略低头	10	2	
操作过程	双人核对医嘱单、查看患者化验单(是否有血源性传播疾病)	11	2	
	将用物携至操作台旁	12	1	
	协助患者至处置室治疗台前,查对腕带与患者信息(两个以上查对点),告知目的,取得合作	13	2	
	嘱患者取坐位,头略向前倾	14	2	
	护士坐于患者对侧	15	2	
	打开治疗台光源	16	2	
	护士用正确方法佩戴额镜	17	2	
	调整额镜反光板,使光源折射聚焦在操作部位	18	2	
	观察鼻腔内分泌物颜色、量、性状,以及有无出血	19	2	

操作过程	口述：如鼻腔内有分泌物时，嘱患者轻轻擤鼻，清除鼻腔内分泌物	20	2		
	口述：必要时用吸引器吸出分泌物	21	3		
	左手使用前鼻镜暴露下鼻甲和下鼻道黏膜	22	3		
	右手将呋麻滴鼻液喷入下鼻甲和下鼻道收敛鼻黏膜	23	3		
	口述：停留 1～2 分钟，减轻鼻腔黏膜充血	24	2		
	打开无菌棉条，放于治疗碗内	25	1		
	用 1% 丁卡因注射液浸湿棉条	26	1		
	将蘸有 1% 丁卡因的棉条置入下鼻道做表面麻醉	27	2		
	口述：停留 5～10 分钟，使下鼻道表面麻醉	28	2		
	将上颌窦穿刺包在治疗台上打开	29	2		
	治疗碗内倒入无菌生理盐水	30	1		
	打开注射器，抽吸生理盐水，置于治疗巾内备用	31	1		
	在前鼻镜暴露下，右手持上颌窦穿刺针，针头斜面朝向鼻中隔	32	3	此处骨壁最薄，易于穿刺	
	经前鼻孔向下鼻道，在距下鼻甲前端 1～1.5cm 处进针	33	2		
	向同侧耳郭上缘方向刺入上颌窦内侧壁	34	2		
	口述：有落空感即为进入窦腔内	35	2		
	拔出针芯	36	2		

	连接注射器抽吸，有空气或脓液抽出	37	2		
	口述：抽出的标本必要时送检	38	2		
	穿刺针与注射器连接	39	1		
	嘱患者头前倾，偏向健侧。张口呼吸	40	3		
	手持弯盘放于颌下接污物	41	2		
操作过程	嘱患者张口呼吸，缓慢冲洗窦腔，使脓液及冲洗液流出，	42	1		
	口述：操作过程中密切观察患者的反应，如有不适，立即停止操作	43	1		
	直至流出的冲洗液澄清为止	44	1		
	口述：必要时冲洗后向窦腔内注入抗菌素	45	1		
	冲洗完毕后，旋转退出穿刺针，穿刺部位用止血棉片压迫止血	46	1		
	口述：操作过程中，手法要轻柔，切忌暴力进针；不可向窦腔内注入空气	47	2		
	扫描患者腕带、医嘱单及操作护士信息，显示医嘱已执行	48	2	如未显示医嘱已执行 -2	
	协助患者回到病房	49	1		
操作后处理	用物：依据《消毒技术规范》和《医疗废物管理条例》做相应处理	50	1	患者如为血液传播性疾病，前鼻镜和穿刺针按照相应的规范进行处理、消毒后备用	
	护士：洗手	51	1	口述或不规范视同未做	

	记录：治疗单上打勾、记录执行时间、签全名		52	1	
效果评价	熟练程度	程序正确、动作规范、操作熟练	53	3	
	人文关怀	护患沟通有效，体现人文关怀	54	3	
	质量标准	上颌窦穿刺位置正确，有空气或脓液抽出，穿刺、冲洗后患者面部疼痛及憋胀感减轻	57	2	

【流程图示】

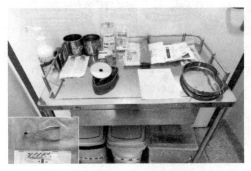

图4-65　用物准备

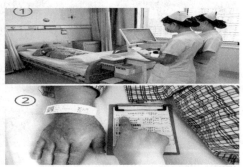

图4-66　双人核对医嘱单、治疗单及患者腕带

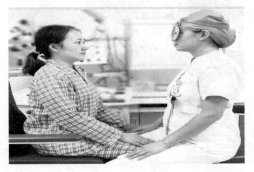

图4-67　患者取坐位，操作者坐于患者对侧

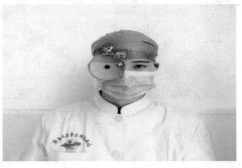

图4-68　正确佩戴额镜

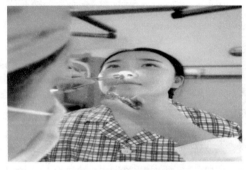

图 4-69　光源折射聚焦操作部位，左手使用前鼻镜暴露下鼻甲和下鼻道黏膜，右手喷呋麻滴鼻液

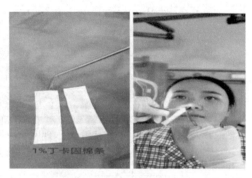

图 4-70　将蘸有1%丁卡因的棉条置入下鼻做表面麻醉

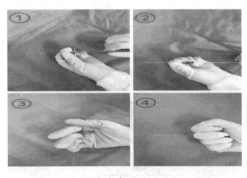

图 4-71　上颌窦穿刺针正确使用方法

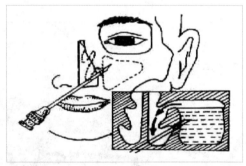

图 4-72　上颌窦穿刺点：下鼻道外侧骨壁

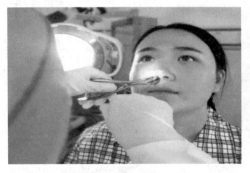

图 4-73　前鼻镜暴露鼻腔，持上颌窦针穿刺窦针尖斜面朝向鼻中隔

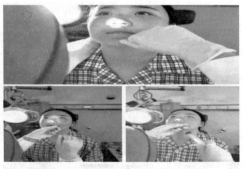

图 4-74　①向同侧耳郭上缘方向刺入上颌内侧壁；②拔出针芯；③连接注射器抽吸

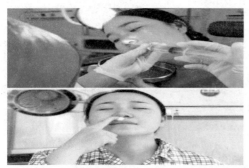

图 4-75 ①嘱患者张口呼吸，缓慢冲洗窦腔，直到流出的冲洗液澄清为止；②冲洗完毕，穿刺部位用止血棉片压迫止血

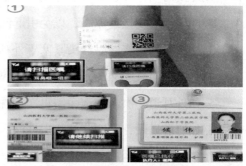

图 4-76 ①扫描患者腕带；②扫描医嘱单；③扫描操作者信息显示医嘱执行

第八节　外耳道冲洗法

【概念】

外耳道冲洗法（externalauditorycanalirrigation）是指用温生理盐水冲出外耳道深部不易取除的碎软耵聍、微小异物或已软化的耵聍栓。

【目的】

1. 冲出外耳道小异物。

2. 冲出阻塞于外耳道的耵聍和表皮栓，保持外耳道清洁。

【适应证】

外耳道异物、耵聍栓塞等。

【禁忌证】

1. 鼓膜穿孔及中耳流脓者。

2. 鼓膜及外耳道炎症期。

【注意事项】

1. 冲洗时动作要轻柔，避免用力过猛损伤鼓膜。

2. 冲洗液温度接近体温，以免引起眩晕。

3. 冲洗时不可将注射器头紧塞于外耳道口，以免影响冲洗液流出。

4. 禁止朝向鼓膜冲洗，以免损伤鼓膜。

5. 如外耳道一次未冲洗净需再次冲洗。

6. 如耵聍质硬，需滴药软化后冲洗。

外耳道冲洗法操作流程					
考号：		科室：		姓名：	
程序	步骤	序号	分值	备注（要点及扣分说明）	扣分
仪表	仪表端庄、服装整洁，符合职业要求	1	4		
核对	双人核对医嘱单与治疗单	2	2		
评估	患者：病情、年龄、意识、生命体征、听力、外耳道皮肤、耵聍或异物情况、鼓膜是否完整、耳部有无憋胀感	3	2		
	操作部位：外耳道	4	1	检查外耳道有无损伤	
	心理状态：情绪反应、心理需求	5	1		
	合作程度：告知患者和（或）家属对此项操作的认识及配合程度	6	2		
	环境：安静、整洁、明亮	7	1		
	护士：洗手、戴口罩	8	2	口述或不规范视同未做	

操作前准备	用物 治疗车上层：治疗单2块、棉签、额镜、电耳镜、弯盘、50ml注射器、外科耳吸引器头1~2个、无菌棉球、纱布、快速手消毒液、温盐水500ml或冲洗液（37℃）、清洁水温计、头皮针、剪刀 治疗车下层：医用废物收集袋、生活废物收集袋、弯盘 其他：耳鼻咽喉科操作台	9	3	缺一项 -0.5
	测试水温(双目与水温计刻度平视)后，将水温计留在治疗台	10	2	
操作过程	将用物携至综合工作台旁	11	1	
	协助患者取坐位	12	2	
	操作者坐于患者对侧	13	1	戴额镜，打开工作台电源，打开光源
	核对治疗单、患者信息（两个以上查对点）	14	2	
	告知目的，取得合作	15	2	
	打开治疗台光源	16	2	
	护士用正确方法佩戴额镜	17	2	
	调整额镜反光板，使光源折射聚焦在操作部位	18	2	
	协助患者头偏向健侧，患耳面向操作者	19	2	
	操作者左手拇指、食指及中指将患者的耳郭向后上方轻轻牵拉，使外耳道成一直线	20	3	动作粗暴 -1，牵拉方向不正确 -1

续上表

操作步骤	序号	分值	备注	扣分
口述：如为小儿，则向后下方牵拉	21	2		
调节光源聚焦在患耳外耳道	22	2		
检查外耳壁有无肿胀、出血、炎症等；耵聍、分泌物或异物的性状、量、颜色等	23	1	口述：如鼓膜穿孔者禁止冲洗	
铺治疗巾于工作台上	24	2		
用正确方法打开 50ml 注射器，连接针头置于治疗巾内将头皮针前端剪去，做成软管备用	25	2		
将温生理盐水置于治疗台上，用正确方法抽 50ml，弃去针头，连接 5cm 软管置于治疗巾内备用	26	2		
外科耳吸引器头与 50ml 注射器连接，置于治疗巾内备用	27	2		
协助患者头偏向健侧，患耳面向操作者，并固定头位置	28	3		
铺治疗巾于患者颈部及肩部	29	2		
嘱患者托弯盘于耳垂下方紧贴皮肤	30	2		
戴一次性薄膜手套	31	2		
再次核对治疗单、患者及腕带信息（两个以上查对点）	32	2		
操作者左手拇指、食指及中指将患者的耳郭向后上方轻轻牵拉，使外耳道成一直线	33	3	未拉直耳道 –3 分	
右手持 50ml 生理盐水注射器，沿外耳道后壁上方缓慢冲洗	34	2	口述或不规范视同未做	
冲洗液沿外耳道流出至弯盘内	35	2		

口述：密切观察患者的反应，如有眩晕、恶心，应暂停片刻，或停止冲洗，观察冲洗液中有无异物、脓液或耵聍冲出	36	3		
口述：冲洗时动作要轻柔，避免用力过猛损伤鼓膜	37	1		
口述：冲洗过程中如果出现患者耳部突然剧痛等鼓膜穿孔症状，应立即停止冲洗，在耳内镜下做进一步处理	38	2		
再次用电耳镜检查外耳道及鼓膜有无损伤，观察耳内有无刺激症状	39	2		
口述：如需继续治疗，嘱患者遵医嘱滴药，保持局部清洁	40	2		
扫描患者腕带、医嘱单及操作护士信息，显示医嘱已执行	41	2	如未显示医嘱已执行 –2	
告知注意事项，健康教育	42	2		
操作后处理	用物：依据《消毒技术规范》和《医疗废物管理条例》做相应处理	43	2		
	护士：洗手	44	2	口述或不规范视同未做	
	记录：治疗单上打勾、记录执行时间、签全名	45	3		
效果评价	熟练程度	操作规范，熟练，动作轻柔	46	3	
	人文关怀	护患沟通有效，体现人文关怀	47	3	
	质量标准	鼓膜无损伤，患者自觉舒适，清洁	48	3	

【流程图示】

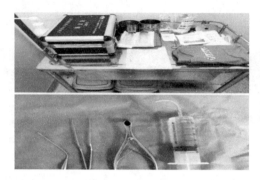

图 4-77　用物准备

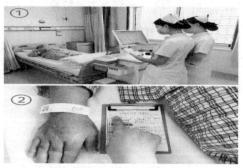

图 4-78　双人核对医嘱单、治疗单及患者腕带

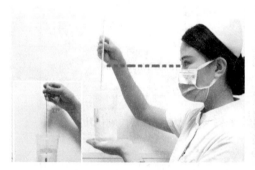

图 4-79　双目与水温计刻度平视，测试水温

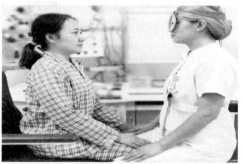

图 4-80　患者取坐位，操作者坐于患者对侧

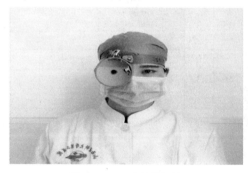

图 4-81　正确佩戴额镜

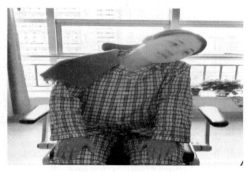

图 4-82　协助患者头偏向健侧，患耳面向操作者

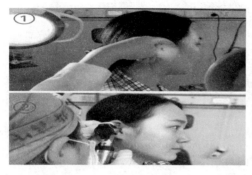

图4-83 将光源折射聚焦在操作部位，检查外耳道及鼓膜情况

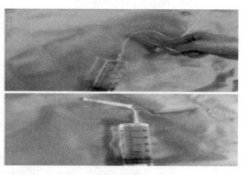

图4-84 将头皮针前端剪去，做成5cm软管，连接注射器备用

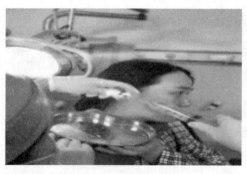

图4-85 用50ml生理盐水注射器沿外耳道后壁上方缓慢冲洗，冲洗液流出至弯盘内

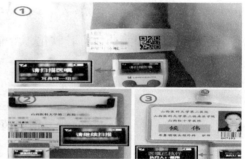

图4-86 ①扫描患者腕带；②扫描医嘱单；③扫描操作者信息显示医嘱执行

第九节 外耳道滴药法

【概述】

外耳道滴药法（externalauditorycanaldropmethod）是将药液灌入外耳道内，使药液和外耳道充分接触，起到软化耵聍、消炎止痛等作用。

【操作目的】

1. 软化耵聍。

2. 治疗耳道及中耳疾病。

3. 麻醉或杀死外耳道昆虫类异物。

【适应证】

外耳道炎、耵聍栓塞等。

【禁忌证】

慢性化脓性中耳炎合并外耳道穿孔、鼓膜外伤穿孔急性期。

【注意事项】

1. 药液不可过凉或过热，否则可刺激内耳引起眩晕等症状，甚至出现眼震。

2. 滴药时，小儿应将耳郭向后下方牵拉，成人则向后上方牵拉。

3. 操作前，询问病人药物过敏史。

4. 如为外耳道耵聍栓塞时滴药，目的在于软化耵聍，每次滴药量可稍多些，以不溢出外耳道为度。滴药3～4天后应予以洗出，时间不可过长，以免刺激外耳道。应向患者说明滴药后耵聍软化，可能引起耳部发胀不适。软化耵聍时不宜两侧同时进行。

外耳道滴药法操作流程					
考号：		科室：		姓名：	
程序	步骤	序号	分值	备注 （要点及扣分说明）	扣分
仪表	仪表端庄、服装整洁，符合职业要求	1	2		
核对	双人核对医嘱单与治疗单	2	2		
评估	患者：生命体征、意识状态、病程及治疗经过，有无外耳道耵聍、异物	3	2		
	操作部位：外耳道	4	2	外耳道有无红肿、压痛，鼓膜有无穿孔	
	心理状态：情绪反应、心理需求	5	2		

	合作程度：告知患者和（或）家属对此项操作的认识及配合程度	6	2		
	环境：安静、整洁、有照射光源	7	2		
操作前准备	护士：洗手、戴口罩	8	2	口述或不规范视同未做	
	用物 治疗车上层：治疗单、棉签、弯盘、滴耳药液、镊子、3%双氧水、耵聍钩、无菌棉球、耳镜、小治疗盘、生理盐水（50ml）、无菌干棉球罐、污物罐、小药杯1个 治疗车下层：医用废物收集袋、生活废物收集袋 其他：带光源的治疗台	9	5	缺一项 -0.5	
	将用物携至综合工作台旁	10	2		
	核对治疗单、患者信息（两个以上查对点）	11	3		
	检查滴耳药的有效期及药品质量	12	2		
	告知操作目的，取得合作	13	2		
	协助患者取坐位，头偏向健侧，紧贴肩部	14	3		
	或健侧卧位，患耳朝上	15	2		
	用电耳镜观察外耳道有无肿胀、出血、炎症等；耵聍、分泌物或异物的性状、量、颜色等	16	5		
	口述：外耳道内如为整块耵聍，用镊子或耵聍钩轻轻取出	17	2		
	口述：外耳道内分泌物用蘸有双氧水的耳用棉签擦洗，然后用干棉签擦拭	18	2		

口述：如为耵聍栓塞，可直接滴入药液	19	2		
打开药液，放于治疗盘内备用	20	2		
操作者左手拇指、食指捏紧患侧耳郭	21	2		
左手其余三指固定患者头部	22	2		
向后上方牵拉耳郭，使外耳道变直	23	3	动作粗暴 -1，牵拉方向不正确 -1	
口述：如为小儿则向后下方牵拉	24	2		
另一手向外耳道内滴药 2 ~ 3 滴	25	3		
轻轻拉耳郭或在耳屏上加压使空气排出，药易流入外耳道，药液充分耳浴	26	2		
口述：如为耵聍栓塞患者滴药时，会在滴药后 24 小时内出现耳闷、头晕、听力下降等症状	27	2		
滴药完毕：保持原位 5 ~ 10 分钟	28	4	使药液与中耳腔充分接触	
外耳道口塞一棉球	29	3		
协助患者将头部扶正或坐起	30	3		
观察患者有无耳痛、眩晕等症状	31	3		
口述：若两耳均需滴药，应先滴一侧，过 5 ~ 10 分钟再滴另一侧	32	2		
扫描患者腕带、医嘱单及操作护士信息，显示医嘱已执行并宣教注意事项	33	3	如未显示医嘱已执行 -2	

操作后处理	协助患者回到病房	34	2		
	用物：依据《消毒技术规范》和《医疗废物管理条例》做相应处理	35	2	口述或不规范视同未做	
	护士：洗手	36	2		
效果评价	记录：治疗单上打勾、记录执行时间、签全名	37	3		
	熟练程度	操作熟练规范，动作轻柔	38	3	
	人文关怀	护患沟通有效，体现人文关怀	39	3	
	质量标准	患者安全、舒适、清洁	40	3	

【流程图示】

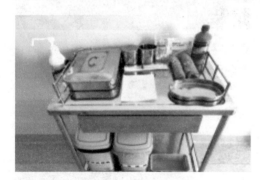

图 4-87　用物准备

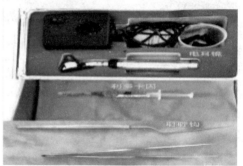

图 4-88　主要用物展示

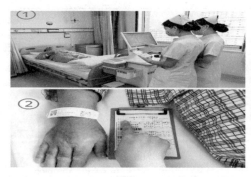

图 4-89　双人核对医嘱单、治疗单及患者腕带

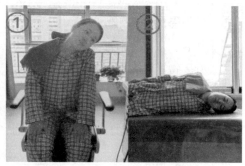

图 4-90　协助患者取坐位，头偏向健侧紧贴肩或健侧卧位，患耳朝上

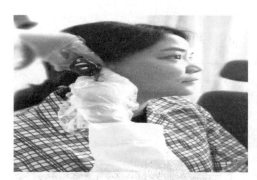

图 4-91　用电耳镜检查外耳道情况

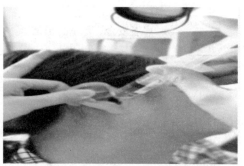

图 4-92　操作者左手拇指、食指捏紧患侧耳郭，其余三指固定头部，向后上方牵拉耳郭。另一手向外耳道内滴药 2～3 滴

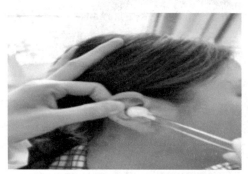

图 4-93　滴药完毕，保持原位 5~10 分钟，外耳道口塞一棉球

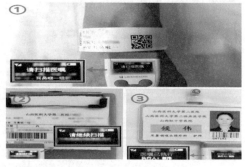

图 4-94　①扫描患者腕带；②扫描医嘱单；③扫描操作者信息显示医嘱执行

第十节　咽部涂药法

【概述】

咽部涂药法（pharyngealcoatingmethod）是直接将药粉或药水涂抹于咽喉部，以治疗疾病的一种方法。

【操作目的】

将药液直接涂至患处，达到解毒消肿、抗炎止痛、促进愈合、表面麻醉等目的。

【适应证】

急慢性咽炎、萎缩性咽炎、霉菌性咽炎、咽部溃疡和黏膜损伤、咽部麻醉。

【禁忌证】

3岁以下幼儿禁用，5岁以下不合作的小儿慎用。

【注意事项】

长棉签的卷棉子必须卷紧，以免浸有药液的敷料落入口中造成气管异物。

咽部涂药法操作流程						
考号：		科室：		姓名：		
程序	步骤	序号	分值	备注（要点及扣分说明）		扣分
仪表	仪表端庄、服装整洁，符合职业要求	1	1			
核对	双人核对医嘱单与治疗单	2	2			
评估	患者：病情、年龄、意识状态、吞咽功能、进食情况及咽喉部主观症状等	3	2			

续上表

	操作部位：咽部，伤口床，有无红肿热痛、渗出、分泌物（注意分泌物的量、色及味）	4	2	
	心理状态：情绪反应、心理需求	5	2	
	合作程度：告知患者和（或）家属涂药目的及配合要点，根据涂药种类的不同，跟患者介绍可能出现的主观症状，取得患者配合	6	2	
	环境：安静、整洁、有照射光源的操作台	7	1	
操作前准备	护士：洗手、戴口罩	8	2	口述或不规范视同未做
	用物： 治疗车上层：治疗单、额镜、压舌板、药物（复方碘甘油、硼酸甘油、龙胆草、10% 硝酸银、盐酸丁卡因等）、无菌换药包（内有换药碗、弯血管钳、直血管钳）、无菌治疗巾、一次性手套、快速手消毒剂、长棉签、治疗碗、无菌持物罐或钳、盐水棉球等 治疗车下层：医用废物收集袋、生活废物收集袋、弯盘 其他：耳鼻咽喉带光源的治疗台、防护面罩	9	5	缺一项 –1 分
操作过程	患者：操作前，先清洁口腔，用凉开水或淡盐水漱口，用药前 15 分钟禁食、禁饮	10	3	

操作过程	双人核对医嘱单，查看患者化验单（是否有体液传播性疾病）	11	2	口述：如果患者有体液传播性疾病，操作时需佩戴防护面罩避免体液喷溅造成职业暴露
	将用物携至操作台旁	12	1	
	协助患者全处置室治疗台前，查对腕带与患者信息（两个以上查对点），告知目的，取得合作	13	3	
	协助患者至操作台，患者取坐位	14	2	
	口述：如为颈椎损伤的患者可取平卧位	15	2	
	操作者坐于患者对侧	16	2	操作者与患者在同一水平位
	打开治疗台光源	17	2	
	护士用正确方法佩戴额镜	18	2	佩戴额镜方法不正确 -2 分
	在操作台上铺治疗巾，将治疗碗置于治疗巾内	19	2	
	将药物倒入或挤入治疗碗内	20	2	
	将压舌板置于易取之处	21	2	
	戴一次性薄膜手套	22	2	
	嘱患者取坐位，头略后仰	23	2	
	调节光源与额镜反光板，使光源折射聚焦在咽部操作部位	24	2	
	操作者左手持压舌板，轻轻地按住舌体前 2/3 的部位，嘱患者张口发"啊"音，暴露咽腔	25	5	压舌板压到舌体后 1/3 处 -3 分

操作过程	口述：观察舌背部、舌根、咽腔有无出血、水肿、溃疡等	26	2	
	口述：如需做咽部分泌物培养，动作应轻柔，用咽拭子采集标本	27	2	
	口述：咽部如有脓性分泌物附着，需用无菌镊夹取盐水棉球轻轻擦拭，暴露咽部黏膜，再涂药	28	2	
	护士用右手持长棉签蘸适量药液、药膏或粉剂	29	3	
	口述：棉签上所蘸药液不可太多，以免滴入喉腔发生呛咳或反应性喉痉挛	30	2	
	迅速轻巧准确地将药液涂抹（或喷涂）至患处	31	3	护士动作要轻柔、迅速、准确
	再次观察舌背部、舌根、咽腔局部情况，上药是否均匀	32	3	口述：患者不耐受时，需间歇2～3个呼吸周期
	取出压舌板，嘱患者口腔闭合	33	2	
	观察患者有无恶心等不适症状	34	2	
	告知患者一小时内不要饮水或进食	35	3	
	扫描患者腕带、医嘱单及操作护士信息，显示医嘱已执行	36	2	如未显示医嘱已执行 -2
	协助患者回到病房	37	2	
	告知注意事项，健康教育	38	2	

操作后处理	用物：依据《消毒技术规范》和《医疗废物管理条例》做相应处理		39	2	
	护士：洗手		40	2	口述或不规范视同未做
	记录：治疗单上打勾、记录执行时间、签全名		41	2	
效果评价	熟练程度	程序正确、动作规范、操作熟练	42	3	
	人文关怀	护患沟通有效，体现人文关怀	43	3	
	质量标准	咽部涂药位置准确、涂药厚薄均匀、咽部刺激反射小	44	3	

【流程图示】

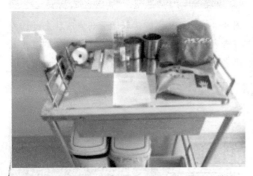

图 4-95　用物准备

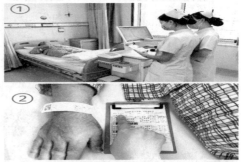

图 4-96　双人核对医嘱单、治疗单及患者腕带

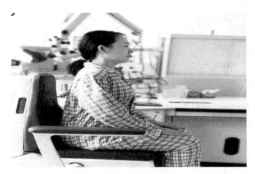

图 4-97　患者取坐位

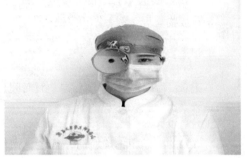

图 4-98　正确佩戴额镜

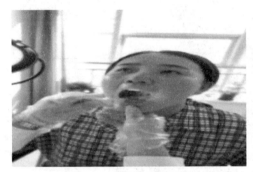

图 4-99　使光源折射聚焦在咽部操作部位

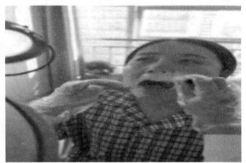

图 4-100　用长棉签沾取适量药液涂抹患处，操作者左手持压舌板，轻轻按住舌前 2/3 部位，嘱患者张口发"啊"音

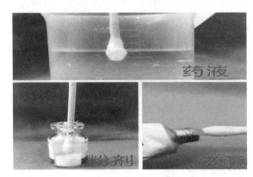

图 4-101　用长棉签蘸取药液、粉剂、药膏

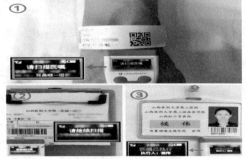

图 4-102　①扫描患者腕带；②扫描医嘱单；③扫描操作者信息，显示医嘱已执行

第十一节　环甲膜穿刺术

【概念】

环甲膜穿刺术（thyrocricocentesis）是临床上对于有呼吸道梗阻、严重呼吸困难的患者采用的急救方法之一。它可为气管切开术赢得时间，是现场急救的重要组成部分。

【操作目的】

1. 为急性呼吸道梗阻患者通畅气道。
2. 气管插管困难者可以辅助气管定位，提高插管成功率。

【适应证】

1. 急性上呼吸道梗阻。
2. 喉源性呼吸困难（如白喉、喉头严重水肿等）。
3. 头面部严重外伤。
4. 气管插管有禁忌或病情紧急而需快速开放气道时。

【禁忌证】

有出血倾向者。

【注意事项】

1. 对于凝血功能障碍的患者宜慎重考虑此操作。
2. 操作过程中要动作轻柔，因为食管位于气管的后端，若穿刺时用力过大过猛，或没掌握好进针深度，均可穿破食管，形成食管–气管瘘。
3. 无自主呼吸患者穿刺成功后，需固定妥当，才可连接简易呼吸器或者呼吸机辅助通气，避免管道脱出。
4. 穿刺成功后采用人工或机械辅助通气的患者需要观察穿刺部位皮肤，如有皮下气肿，应当调整穿刺管位置及呼吸机设置，避免气肿导致呼吸困难等并发症发生。

环甲膜穿刺术操作流程					
考号：	科室：			姓名：	

程序	步骤	序号	分值	备注 （要点及扣分说明）	扣分
仪表	仪表端庄、服装整洁，符合职业要求	1	1		
核对	双人核对医嘱单与治疗单	2	2		
评估	患者：病情、年龄、意识、生命体征、呼吸状态、咽喉部有无异物阻塞	3	3	缺一项 -0.5 分	
	操作部位：颈部	4	2		
	心理状态：情绪反应、心理需求	5	1		
	合作程度：告知患者和（或）家属对此项操作的认识及配合程度	6	1		
	环境：安静、整洁	7	1		
操作前准备	护士：洗手、戴口罩	8	2		
	用物： 治疗车上层：治疗单、肩垫、环甲膜穿刺针、10ml 注射器、无菌手套、碘伏棉球、弯盘、快速手消、记号笔，必要时备简易呼吸器 治疗车下层：医用废物收集袋、生活废物收集袋、利器盒 必要时备屏风	9	5	缺一项 -0.5 分	
	患者：去枕仰卧，肩部垫高	10	2		
	发现有人突发呼吸困难	11	2		
	听诊颈部气管段可闻及喘鸣和嘈杂的空气流动声	12	2		

操作过程	口述：患者上呼吸道梗阻，需要立即开放气道	13	2	
	口述：建立静脉通路，备抢救用物于床旁	14	1	
	协助患者去枕仰卧，肩部垫高20~30cm，头后仰，拉直气道	15	8	体位不符合要求 –5 分，没有拉直气道 –3 分
	口述：不能平卧的患者可以取半卧位	16	2	
	口述：下呼吸道阻塞患者不能环甲膜穿刺	17	2	未口述 –2 分
	选择穿刺部位：甲状软骨下缘、环状软骨弓上缘与颈部正中线交接的凹陷处为穿刺点，用记号笔做标记	18	4	定位错误 –3 分，没有标记 –1 分
	用碘伏棉签消毒穿刺部位	19	1	
	消毒范围：以穿刺点为中心，消毒范围直径不小于8cm	20	1	
	消毒两遍，待干	21	1	
	穿刺部位铺洞巾	22	1	
	于治疗台上打开环甲膜穿刺包，戴无菌手套	23	2	
	连接穿刺针各个部分，检查穿刺针是否通畅	24	2	
	口述：清醒患者用 1% ~ 2% 盐酸普鲁卡因颈前中线做皮下和筋膜下浸润麻醉	25	2	
	操作者左手食指、拇指固定环甲膜两侧	26	5	手法不正确 –5 分

续上表

操作过程	右手持环甲膜穿刺针从环甲膜垂直刺入（勿用力过猛）	27	2		
	口述：出现落空感即表示针尖已进入喉腔	28	3	未口述 −3 分	
	右手固定穿刺针体	29	2	未固定 −2 分	
	左手将穿刺针芯取出	30	1		
	口述：观察穿刺针管口有无气流出入	31	2		
	连接 10ml 注射器回抽空气，确定穿刺针进入喉腔	32	2		
	口述：并观察穿刺部位有无出血	33	2		
	垂直固定穿刺针，连接简易呼吸器或吸氧装置	34	3	未连接吸氧装置 −3 分	
	观察患者胸廓起伏正常，呼吸困难症状缓解	35	3		
	听诊颈部气管段呼吸音均匀	36	1		
	患者面色、口唇转红润	37	1		
	患者情绪稳定	38	1		
	协助患者取舒适体位，配合医生进行下一步治疗	39	2		
	扫描患者腕带、医嘱单及操作护士信息，显示医嘱已执行，做好健康宣教	40	1	如未显示医嘱已执行 −2 分	
操作后处理	用物：依据《消毒技术规范》和《医疗废物管理条例》做相应处理	41	4	患者如为血液传播性疾病，环甲膜穿刺针按照相应的规范进行处理、消毒后备用	

	护士：洗手		42	2	
	记录：治疗单上打勾、记录执行时间、签全名		43	2	
效果评价	熟练程度	动作规范、符合操作原则	44	3	
	人文关怀	护患沟通有效，体现人文关怀	45	3	
	质量标准	全过程稳、准、轻、快、符合操作原则，穿刺时勿用力过猛，保证呼吸道通畅	46	5	

【流程图示】

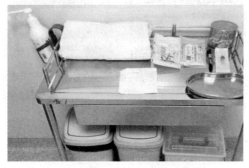

图 4-103　用物准备

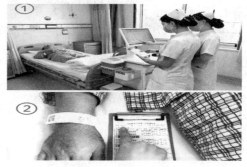

图 4-104　双人核对医嘱单、治疗单及患者腕带

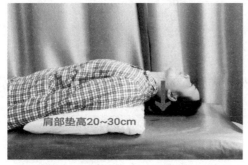

图 4-105　患者去枕仰卧，肩部垫高 20~30cm，头后仰，拉直气道

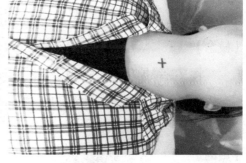

图 4-106　选择穿刺部位：甲状软骨下缘、环状软骨弓上缘与颈部正中线交接的凹陷处，用记号笔做标记

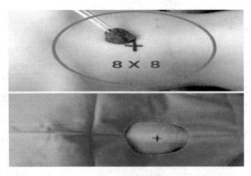

图 4-107　用碘伏棉球消毒穿刺部位，消毒范围：以穿刺点为中心，消毒范围直径不小于 8cm，消毒两遍。穿刺部位铺洞巾

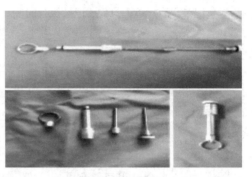

图 4-108　连接穿刺针各个部分

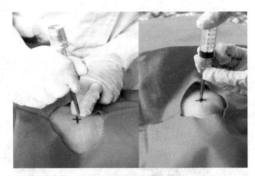

图 4-109　环甲膜穿刺针从环甲膜垂直刺入，连接 10ml 注射器回抽空气

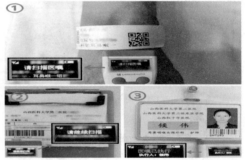

图 4-110　①扫描患者腕带；②扫描医嘱单；③扫描操作者信息显示医嘱执行

第十二节　气管套管维护

【概念】

　　气管套管维护是因各种原因气管切开后的患者，为防止痰液堵塞气管套管（金属套管），引起呼吸困难甚至窒息的情况，而对气管套管的护理。

【目的】

　　保持气管套管清洁通畅，减少伤口及肺部感染。

　　适用于各种疾病导致气管切开术后放置气管套管者。

【并发症】

1. 脱管：常因固定不牢所致。脱管是非常紧急而严重的情况，如不能及时处理将迅速发生窒息，造成患者呼吸停止。

2. 出血：可由气管切开时止血不彻底，或导管压迫、刺激，或吸痰动作粗暴等损伤气管壁造成。患者感胸骨柄处疼痛或痰中带血，一旦发生大出血时，应立即进行气管插管压迫止血。

3. 皮下气肿：为气管切开术比较多见的并发症，气肿部位多发生于颈部，偶可延及胸、头部。当发现皮下气肿时，可用甲紫在气肿边缘画以标记，以利于观察进展情况。

4. 感染：为气管切开常见的并发症，感染的发生与室内空气的消毒情况、吸痰操作的污染及原有病情均有关系。

5. 气管壁溃疡及穿孔：气管切开后套管选择不合适，或置管时间较长、放气减压等原因均可导致。

6. 声门下肉芽肿、瘢痕和狭窄：气管切开术的晚期并发症。

【注意事项】

1. 清洗消毒套管整个过程，应做好吸痰准备，有分泌物时应及时吸出。

2. 取放内套管时，动作要轻柔，尽量减少对气管的刺激，可嘱患者做深吸气后屏气。

3. 若患者出现剧烈咳嗽，应暂停操作，待症状缓解后再继续进行。

4. 内套管腔内外的痰液要清洗干净，冲洗要彻底，防止异物残留。

5. 煮沸消毒的金属套管必须冷却后方可放回，以防烫伤；用生理盐水彻底冲净，用碘伏浸泡消毒的套管避免刺激黏膜。

6. 内套管煮沸消毒期间，给予患者雾化吸入湿化气道，避免痰痂附着于外套管壁，造成内套管上管困难。

7. 一般内套管 4 ~ 6 小时清洗一次，12 小时消毒一次，分泌物多时可增加次数。

8. 对戴管出院的患者，教会患者家属掌握气管套管清洗、消毒方法。

9. 嘱患者（或家属）发现以下情况及时就诊：气道造瘘口红肿、溢脓；不明原因的呼吸困难，清洗内套管后不缓解；颈部出现包块；不明原因痰中带血；气管套管脱落引起呼吸困难。

	气管套管维护操作流程				

考号：	科室：			姓名：	

程序	步骤	序号	分值	备注 （要点及扣分说明）	扣分
仪表	仪表端庄、服装整洁，符合职业要求	1	2		
核对	双人核对医嘱单与治疗单	2	2		
评估	患者：病情、年龄、生命体征、意识、呼吸道是否通畅、痰液是否自行咳出，负压吸引装置	3	3		
	操作部位：气管切开处	4	2		
	心理状态：情绪反应、心理需求	5	2		
	合作程度：告知患者和（或）家属对此项操作的认识及配合程度	6	3		
	环境：安静、整洁、空气清洁	7	2		
	护士：洗手、戴口罩	8	3		
操作前准备	用物 治疗车上层：治疗单、换药包（内有弯盘1个，持物钳1把，纱布2块，开口纱2块）、无菌手套、毛刷、吸痰管、500ml生理盐水、换药包（内有弯盘1个，钳子1把）、碘伏棉球、纱布、手消毒液 治疗车下层：医用废物收集袋、生活废物收集袋、污物桶 必要时备屏风	9	4	少一项 –1分	

	患者：平卧位、头略后仰	10	3		
	双人核对医嘱单	11	1		
	携用物至床旁	12	1		
	查对腕带与患者信息（两个以上查对点），告知目的，取得合作	13	1		
	口述：环境清洁，温度22℃~24℃，相对湿度60%~70%	14	1		
	协助患者取平卧位，头略向后仰	15	3	体位不正确 -3分	
	口述：也可取半坐卧位	16	2		
	检查气管套管周围皮肤、切口周围有无皮下气肿	17	1		
	检查固定带的松紧度、套管位置	18	1		
操作过程	戴一次性薄膜手套	19	1		
	左手固定外套管	20	1		
	右手旋转内套管，顺着套管弧度方向将内套管取出	21	4	手法不正确 -4分	
	口述：操作过程中患者如有呛咳反射，需停止数秒，待患者状态稳定后再继续操作	22	1		
	将内套管放于治疗车下层弯盘内	23	1		
	口述：消毒套管期间给予患者生理盐水雾化吸入	24	1		
	宣教雾化期间注意事项	25	1		
	将用物携全处置间	26	1		
	洗手	27	1		
	煮锅内加注射用水至水杯容量的2/3	28	1		
	开通电源，调整煮锅为烧水模式，烧开水备用	29	1		

续上表

操作过程	从弯盘内取出内套管	30	1		
	用流动的清水冲洗套管内、外壁的痰痂	31	2		
	用毛刷刷洗套管内、外壁痰痂及附着物	32	3	套管未清洗干净 –3 分	
	再次用流水冲洗套管内、外壁	33	1		
	两端管口对光检查管腔内、外壁无异物，表面光滑	34	1		
	将内套管放入沸水煮锅中煮沸 20 分钟	35	1		
	口述：水煮沸时开始计时	36	2		
	打开换药盘，将换药盘置于治疗车上层易取处	37	1		
	20 分钟后，用无菌持物钳将内套管夹出，用生理盐水冲洗	38	1		
	放于无菌纱布内备用	39	2	未将缺口旋转到下方 –2 分	
	将用物携至患者床旁，查对，告知患者，取得合作	40	1		
	停止雾化吸入	41	1		
	嘱患者咳嗽咳痰，必要时气管内吸痰	42	1		
	戴一次性薄膜手套	43	1		
	再次检查套管周围皮肤情况	44	1		
	右手持持物钳夹紧内套管	45	1		
	左手固定外套管固定翼，将内套管放入外套管内，旋紧固定	46	1		

操作过程	用持物钳将污染的喉垫敷料取下，放于治疗车下层黄色垃圾袋内	47	3	未将持物钳放于治疗车下层 -3	
	取另一把无菌钳夹无菌碘伏棉球消毒气管套管管口及末端，顺序：由内向外，由上到下，高度2cm，2次，待干	48	3	不同部位用一个棉球 -3分	
	造口周围皮肤消毒顺序：由内向外，转圈旋转消毒皮肤，直径不小于8cm，2次，待干	49	2		
	检查气管套管固定是否妥当	50	2		
	戴无菌手套	51	2		
	用镊子将无菌开口纱套于套管柄下，由下向上，开口处向上。（动作轻柔，以免引起呛咳）	52	1		
	口述：患者自觉松紧适宜，气管套管固定带以能容纳1~2指为宜	53	1		
	扫描患者腕带、医嘱单及操作护士信息，显示医嘱已执行，整理床单位，做好健康宣教	54	1	如未显示医嘱已执行 -2	
	整理用物，各器械放入治疗车下层，带回清洁消毒备用	55	1		
操作后处理	用物：依据《消毒技术规范》和《医疗废物管理条例》做相应处理	56	1	口述或不规范视同未做	
	护士：洗手	57	1		
	记录：治疗单上打勾、记录执行时间、签全名，危重患者按危重护理记录单填写	58	2		

续上表

效果评价	熟练程度	程序正确、动作规范、操作熟练	59	2	
	人文关怀	护患沟通有效，体现人文关怀	60	3	
	质量标准	注意无菌操作：内套管清洗干净，敷料更换松紧适宜	61	2	

【流程图示】

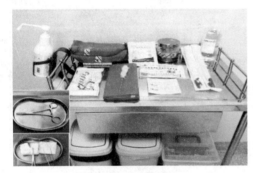

图 4-111　用物准备

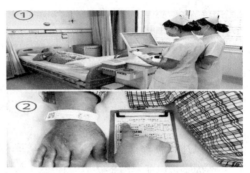

图 4-112　双人核对医嘱单、治疗单及患者腕带

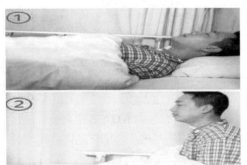

图 4-113　患者取平卧位、头略后仰，也可取半坐卧位

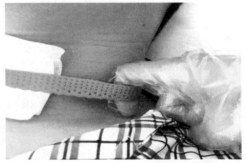

图 4-114　检查固定带的松紧度套管位置

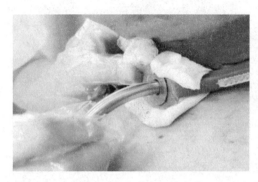

图 4-115　右手旋转内套管，顺着套管弧度将内套管取出

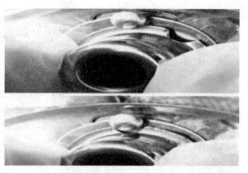

图 4-116　取内套管时，内套管缺口处需与外套管固定点重合

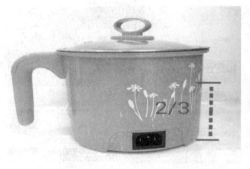

图 4-117　煮锅内加注射用水至水杯容量 2/3

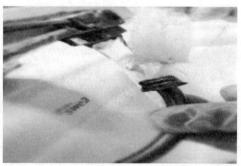

图 4-118　用流动清水及毛刷冲洗套管内、外痰痂

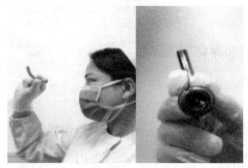

图 4-119　两端口对光检查，确保管腔内、外壁无异物，表面光滑

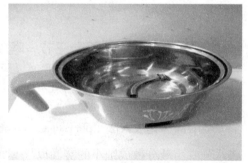

图 4-120　将内套管放入沸水煮锅中煮沸 20 分钟

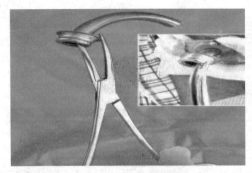

图 4-121　用持物钳将内套管放入外套管

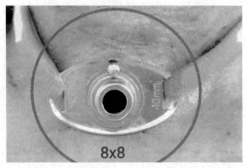

图4-122　气管套管口至末端消毒；由内向外、由上到下，高度2cm；两次造口周围皮肤消毒顺序：由内向外、转圈旋转消毒，直径不少于8cm

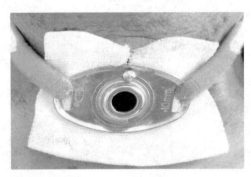

图 4-123　无菌开口纱开口处向上

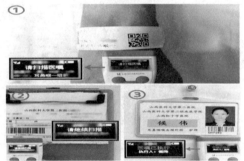

图 4-124　①扫描患者腕带；②扫描医嘱单；③扫描操作者信息显示医嘱执行

第十三节　喉咽部雾化吸入法

【概述】

喉咽部雾化吸入法（pharyngeal atomization inhalation method）是应用雾化装置将水分或药液分散成细小的雾滴以气雾状喷出，经口将药液直接作用于喉咽部的方法。喉咽部雾化吸入法具有局部药物浓度高、起效快、用药量小、不良反应较轻的特点，不仅具有湿化呼吸道黏膜、祛痰、解痉、抗炎等呼吸道局部作用，还可以通过肺组织的吸收产生全身性治疗效果。

【操作目的】

1. 咽喉部手术的局部药物治疗。

2. 湿化气道。

3. 减轻喉部的充血、水肿。

4. 缓解呼吸道梗阻症状。

【适应证】

1. 喉部手术围手术期的患者。

2. 咽喉部急性炎症。

3. 变态反应性喉咽部水肿。

【禁忌证】

1. 过敏反应。

2. 呼吸困难。

3. 缺氧伴二氧化碳潴留。

4. 呃逆。

5. 哮喘发作期。

【注意事项】

1. 检查雾化器有效期及包装有无破损；各装置连接是否完好，有无漏气。

2. 管道一人一用，避免交叉感染。

3. 氧气驱动雾化吸入时，严禁接触烟火及易燃品。

4. 雾化药杯内药液不可超过雾化杯规定刻度。

5. 雾化吸入期间，嘱患者平静呼吸，使雾化药液在喉咽部聚集并保持较高浓度。

喉咽部雾化吸入法作流程及评分标准

考号：　　　　　　　科室：　　　　　　　姓名：

程序	步骤	序号	分值	备注 （要点及扣分说明）	扣分
仪表	仪表端庄、服装整洁，符合职业要求	1	2		
核对	双人核对医嘱单与治疗单	2	2		
评估	患者：病情、年龄、口腔、咽喉部黏膜完整性、有无局部出血或溃疡	3	3		
	操作部位：喉咽部	4	2		
	心理状态：情绪反应、心理需求	5	2		
	合作程度：告知患者和（或）家属对此项操作的认识及配合程度	6	3		
	环境：安静、整洁、明亮	7	2		
	护士：洗手、戴口罩	8	3	口述或不规范视同未做	
操作前准备	用物 治疗车上层：治疗单、基础治疗盘（内有复合碘消毒液、棉签）、一次性雾化吸入器、氧流量表、一次性20ml注射器1支、弯盘、砂轮、根据医嘱备药、治疗巾（或患者毛巾）、面霜（患者自备）、漱口水（患者自备）、快速手消毒剂 治疗车下层：医用废物收集袋、生活废物收集袋、利器盒	9	6	少一项 -1分	

	患者：坐位，身体略向前倾	10	3		
	在治疗室遵医嘱正确配置所需雾化药液，放无菌盘内备用	11	3		
	携用物至床旁	12	3		
	查对患者及腕带信息（两个以上查对点），告知患者，取得合作	13	3		
	协助患者取合适体位，将治疗巾或患者毛巾围于颌下	14	3		
	安装氧流量表并检查其功能是否正常	15	3		
	连接氧泵雾化器各配件	16	3		
操作过程	将配好的药液注入氧泵雾化器储药槽内，检查有无漏水	17	2		
	将雾化器与氧流量表连接	18	2		
	根据病情及患者耐受程度，调节氧流量为 3 ~ 4L/min	19	2		
	口含咀尖端置于患者舌背部 1/2 处，使雾化气流正对喉咽部	20	4		
	口述：口含咀放入口腔深部，以不引起患者恶心为宜，使雾化药液气流正对喉咽部	21	2		
	指导患者含口含咀，平静呼吸，使雾化药液在喉咽部浓度达到最高	22	2		
	看表定时，时间 15 分钟	23	2		
	再次核对治疗单、患者及腕带信息（两个以上查对点）	24	2		

续上表

操作过程		口述：观察患者反应	25	2	
		告知注意事项，进行健康指导	26	2	
		治疗结束，取下口含咀	27	2	
		关闭氧流量表	28	2	
		协助患者拍背咳痰	29	2	
		擦净患者面部，协助患者漱口	30	2	
		检查患者口腔有无出血，有口腔溃疡者遵医嘱上药	31	2	
		口述：喉咽部雾化吸入后30分钟内不可进食	32	2	
		扫描患者腕带、医嘱单及操作护士信息，显示医嘱已执行并宣教注意事项	33	2	如未显示医嘱已执行 −2 分
		协助患者取舒适体位	34	2	
操作后处理		用物：依据《消毒技术规范》和《医疗废物管理条例》做相应处理	35	2	口述或不规范视同未做
		护士：洗手	36	2	
		记录：治疗单上打勾、记录执行时间、签全名	37	3	
效果评价	熟练程度	程序正确、动作规范、操作熟练	38	3	
	人文关怀	护患沟通有效，体现人文关怀	39	3	
	质量标准	咽部有无充血、口腔是否有药液残留	40	3	

【流程图示】

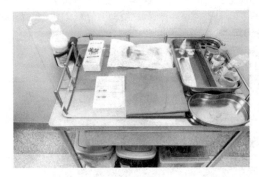

图 4-125　用物准备

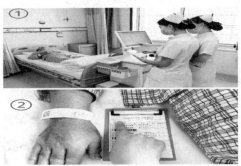

图 4-126　双人核对医嘱单、治疗单及患者腕带

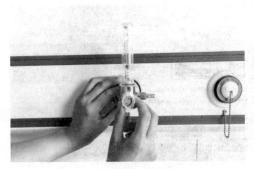

图 4-127　安装并检查氧流量表功能

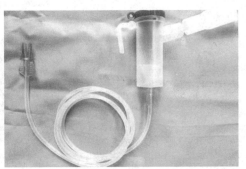

图 4-128　连接氧泵雾化器各配件

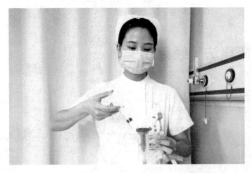

图 4-129　将配好的药液注入氧泵雾化器储药槽内

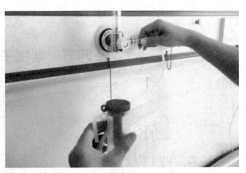

图 4-130　氧泵雾化器连接氧流量表

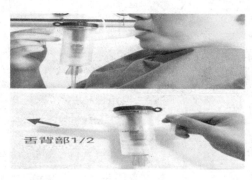

图 4-131　口含咀尖端放入口腔舌背部 1/2 处

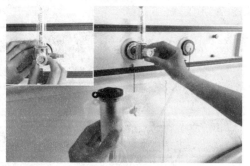

图 4-132　调节氧流量 3~4L/min（以患者耐受为度）

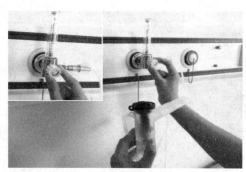

图 4-133　雾化完毕，先取下口含咀，再关闭氧流量

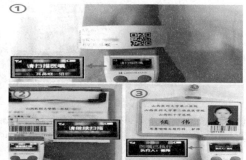

图 4-134　①扫描患者腕带；②扫描医嘱单；③扫描操作者信息显示医嘱执行

第十四节　咽拭子采集法（经鼻腔）

【概述】

咽拭子采集法（throat swab collection）是经鼻腔采集患者咽部分泌物做细菌、病毒培养的操作方法。

【操作目的】

取患者咽部分泌物做细菌培养。

【适应证】

1. 筛选咽部带菌情况，以利于执行保护性隔离，如新生儿室的工作人员。

2. 咽部慢性炎症的诊断。

3. 咽部分泌物细菌、病毒标本采集，咽部分泌物细菌、病毒培养。

【禁忌证】

鼻出血、鼻腔手术后早期等。

【注意事项】

1. 注明标本留取时间，及时送检。

2. 操作时动作要轻柔，避免损伤鼻咽部黏膜，影响检测结果。

3. 评估患者的一般情况，为防止呕吐，避免在进食后 2 小时内进行标本采集。

咽拭子采样的操作流程（经鼻采样）					
考号：		科室：		姓名：	
程序	步骤	序号	分值	备注（要点及扣分说明）	扣分
仪表	仪表端庄、服装整洁、符合职业及防护要求	1	3		
核对	双人核对医嘱单与采样治疗单	2	2		
评估	患者：生命体征，意识状态，鼻腔、口腔黏膜完整性，鼻前庭有无红肿、压痛、疖肿，3 个月内有无下鼻道手术史	3	3		
	操作部位：咽后壁、扁桃体表面	4	2		
	心理状态：情绪反应、心理需求	5	1		

	合作程度：告知患者和（或）家属对此项操作的认识及配合程度	6	1		
	环境：安静、整洁、通风良好	7	1		
操作前准备	护士：洗手后戴口罩、帽子，护目镜或防护面屏	8	2	口述或不规范视同未做	
	用物： 治疗车上层：治疗盘、采样治疗单、棉签、无菌生理盐水 10ml 一支、治疗碗、漱口液、无菌咽拭子、检验单及条码、病毒采样试剂盒、运输袋、乳胶手套、记号笔、免洗手消毒液、压舌板、笔、弯盘、病毒采样试剂转运箱 治疗车下层：医用废物收集袋、可回收垃圾袋、污物桶 必要时备防护面屏或护目镜	9	3	缺一项 -0.5	
	将用物携至综合工作台旁	10	1		
	核对采样治疗单、患者信息（两个以上查对点）	11	1		
	告知患者操作目的，取得合作。协助患者正确擤鼻并清理鼻腔内分泌物	12	1		
	检查病毒采样试剂盒包装的完整性及有效期	13	2		
	打开治疗台光源	14	1		
	用正确方法佩戴额镜	15	1		
	患者取坐位，头靠紧座椅的头背	16	1		
	调整额镜反光板，使光束聚焦在口咽部及鼻前庭部位	17	1		

操作前准备	观察口腔、鼻腔及口咽部有无出血或溃疡	18	2	操作者位于患者对面，其眼睛与患者鼻部水平
	七步洗手	19	2	
	打开病毒采样试剂盒外包装，松动瓶盖，将试剂盒置于试管架上	20	2	
	将咽拭子棉签外包装双向朝外翻折打开1/3的外包装，暴露手持端，棉棒头端朝下连同外包装置于试管架上	21	2	
	协助患者取坐位，下颌稍抬	22	2	勿将头过度后仰
	口述：鼻前庭内如有分泌物，用棉签沾生理盐水清理鼻腔	23	1	
	戴乳胶手套	24	2	
	右手取出咽拭子棉棒	25	1	
	执笔式紧捏咽拭子棉棒末端	26	1	
	左手轻轻推起鼻尖，拉直鼻前庭、鼻咽通道，咽拭子从一侧鼻前庭进入（与头部冠状面保持垂直）	27	3	
	口述：如患者有不适或疼痛，可暂停操作	28	2	
	口述：嘱其呼吸放松	29	2	
	进入鼻腔2~3cm时将咽拭子棉棒稍向下后方继续进入	30	2	动作粗暴 −1
	进入咽拭子棉棒的长度约为鼻尖到耳垂的1/2，即到达鼻咽部（棉棒有触墙感）	31	2	

续上表

操作前准备	轻捻咽拭子棉棒，让咽拭子棉棒充分转动2周（10~15秒）	32	2	
	采集完毕，缓缓取出咽拭子棉棒	33	2	
	左手取出病毒检测试剂盒，右手小拇指和小鱼际将试剂盒瓶盖打开	34	1	
	将咽拭子放于试剂盒中，右手拇指、食指、中指执笔式紧捏折痕处2cm处折断咽拭子外露棉棒	35	2	使咽拭子与鼻咽部黏膜充分接触
	将试剂盒瓶盖盖紧	36	2	
	在试剂盒上用记号笔标注患者姓名或编码	37	2	
	将试剂盒放入运输密封袋内，封口	38	2	
	轻轻转动试剂盒，将装试剂盒的运输袋置于弯盘	39	2	让试剂液完全浸泡棉拭子
	使用有效含氯消毒液依次喷拭运输袋包装上面、下面	40	2	
	脱手套，七步洗手	41	2	
	试剂盒运输袋干燥后放入病毒采样试剂转运集中箱	42	2	
	宣教注意事项	43	2	
	扫描患者腕带、采样治疗单及操作护士信息，显示操作成功	44	3	如未显示操作成功 -2

操作后处理		协助患者回到病房	45	3	
		用物：依据《消毒技术规范》和《医疗废物管理条例》做相应处理	46	3	口述或不规范视同未做
		护士：七部洗手法洗手	47	3	
效果评价		记录：查看电子医嘱单上是否有记录执行时间、签全名	48	3	
	熟练程度	操作熟练规范，动作轻柔	49	3	
	人文关怀	护患沟通有效，体现人文关怀	50	3	
	质量标准	患者安全，鼻腔未出血，试剂盒标识清楚，拭子及采样液完好	51	3	

【流程图示】

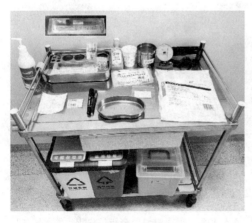

图 4-135　用物准备

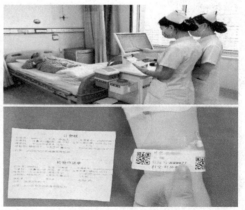

图 4-136　双人核对采样治疗单、患者腕带

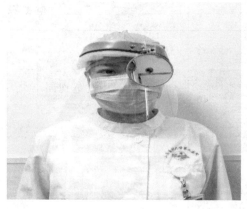

图 4-137　佩戴额镜、防护面屏

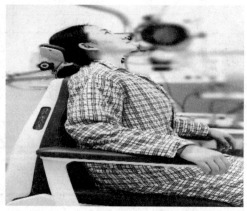

图 4-138　将试剂盒、咽拭子置于试管架上（咽拭子外包装双向朝外翻折打开 1/3）

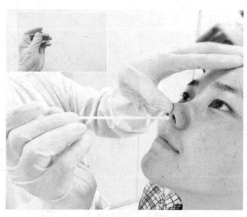

图 4-139　右手执笔式紧捏咽拭子末端、左手轻推鼻尖，拉直鼻前庭、鼻咽通道，咽拭子从一侧鼻前庭进入

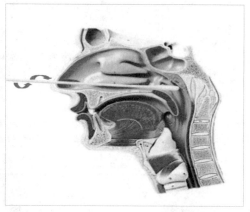

图 4-140　轻捻咽拭子棉棒，让咽拭子棉棒充分转动 2 周（10~15 秒）

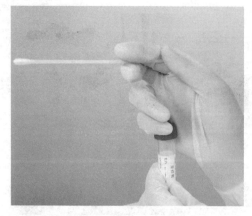

图 4-141　左手取出病毒检测试剂盒，右手小拇指和小鱼际将试剂盒瓶盖打开

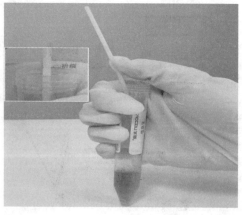

图 4-142　右手拇指、食指、中指执笔式紧捏折痕 2cm 处折断咽拭子外露棉棒

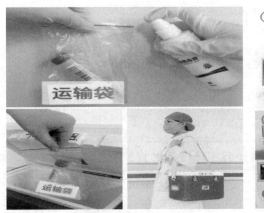

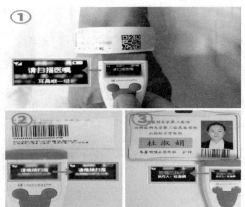

图 4-143 使用有效含氯消毒液依次喷拭运输袋包装上面、下面，试剂盒运输袋干燥后放入病毒采样试剂转运集中箱

图 4-144 ①扫描患者腕带；②扫描检验条码；③扫描操作者信息显示医嘱执行

第十五节　咽拭子采集法（经口腔）

【概述】

咽拭子采集法（throat swab collection）经口腔采集患者咽部分泌物做细菌、病毒培养的操作方法。

【操作目的】

取患者咽部及扁桃体分泌物做细菌、病毒培养。

【适应证】

1. 筛选咽部带菌情况，以利于执行保护性隔离，如新生儿室的工作人员。

2. 咽部慢性炎症的诊断。

3. 咽部分泌物细菌、病毒标本采集，咽部分泌物细菌、病毒培养。

【禁忌证】

咽腔手术早期的患者、张口困难的患者等。

【注意事项】

    1. 注明标本留取时间，及时送检。

    2. 注意动作要轻柔而敏捷，如咽部暴露的不理想，可用压舌板轻压舌体。

    3. 评估患者的一般情况，为防止呕吐，避免在进食后 2 小时内进行标本采集。

咽拭子采样的操作流程（经口采集）					
考号：		科室：		姓名：	
程序	步骤	序号	分值	备注 （要点及扣分说明）	扣分
仪表	仪表端庄、服装整洁、符合职业及防护要求	1	3		
核对	双人核对医嘱单与采样治疗单	2	2		
评估	患者：生命体征，意识状态，鼻腔、口腔黏膜完整性，鼻前庭有无红肿、压痛、疖肿，3 个月内有无下鼻道手术史	3	2		
评估	操作部位：咽后壁、扁桃体表面、腭弓	4	2		
评估	心理状态：情绪反应、心理需求	5	1		
评估	合作程度：告知患者和（或）家属对此项操作的认识及配合程度	6	1		
评估	环境：安静、整洁、通风良好	7	1		
操作前准备	护士：洗手后戴乳胶手套、口罩、帽子，护目镜或防护面屏	8	2	口述或不规范视同未做	

操作前准备	用物： 治疗车上层：治疗盘、采样治疗单、棉签、无菌生理盐水、治疗碗、漱口液、无菌咽拭子、检验单及条码、病毒采样试剂盒、运输袋、乳胶手套、记号笔、试管架、免洗手消毒液、压舌板、笔、一次性口杯、病毒采样试剂转运箱 治疗车下层：医用废物收集袋、可回收垃圾袋、污物桶 必要时备防护面屏或护目镜	9	5	缺一项 –0.5
	患者：温开水漱口，无法漱口的患者协助其进行口腔清洁	10	1	
	将用物携至综合工作台旁	11	1	
	协助患者坐于综合治疗椅	12	1	
	核对采样治疗单、患者信息（两个以上查对点）	13	1	
	告知患者操作目的，取得合作协助	14	1	
	检查病毒采样试剂盒包装的完整性及有效期	15	1	
	打开治疗台光源	16	1	
	用正确方法佩戴额镜	17	1	
	协助患者取坐位，头紧靠治疗椅的头枕	18	2	
	调整额镜反光板，使光束聚焦在口咽部	19	2	
	观察口腔有无充血、溃疡	20	1	

续上表

操作前准备	打开一次性压舌板，左手执笔式持握压舌板一端，另一端置于舌体后 2/3 处	21	2	
	嘱患者张口发"啊"音，用压舌板轻压舌体	22	2	
	观察口咽部、扁桃体、腭弓黏膜有无充血和（或）溃疡	23	1	
	检查完毕弃去压舌板	24	2	
	七步洗手	25	1	
	打开病毒采样试剂盒外包装，松动瓶盖，将试剂盒置于试管架上	26	1	
无菌方法	将咽拭子棉签外包装双向朝外翻折打开 1/3 的外包装，暴露手持端，棉棒头端朝下连同外包装置于试管架上	27	2	污染一次扣 3 分
	打开一次性压舌板外包装至 1/3 处，放于易取处备用	28	2	
	戴乳胶手套	29	2	
	左手持握压舌板末端，右手取出咽拭子棉棒	30	2	污染咽拭子棉签扣 3 分
	用压舌板轻压舌体后 2/3 处，充分暴露口咽部	31	2	
	右手执笔式紧捏咽拭子末端，将棉棒端置于标本采集部位	32	2	咽拭子碰触非采集部位需立即更换，污染扣 3 分
	旋转咽拭子棉棒同时上下往返涂擦左、右侧扁桃体 2 次，往返擦拭腭弓 2 次，咽后壁 2 圈	33	1	边涂擦，边旋转咽拭子棉棒

操作过程	口述：如患者自感恶心，呕吐须稍停片刻，嘱其深呼吸，待症状缓解后再进行采集	34	2	
	采集完毕，先取出咽拭子，再取出压舌板	35	2	取出咽拭子时避免碰触非采集部位
	弃去压舌板	36	2	
	左手取出病毒检测试剂盒，右手小拇指和小鱼际将试剂盒瓶盖打开	37	2	
	将咽拭子放于试剂盒中，右手拇指、食指、中指执笔式紧捏折痕处 2cm 折断咽拭子外露棉棒	38	3	
	将试剂盒瓶盖盖紧	39	1	
	在试剂盒上用记号笔标注患者姓名或编码	40	2	
	将试剂盒放入运输密封袋内，封口	41	2	
	将装试剂盒的运输袋置于弯盘	42	2	
	使用有效含氯消毒液依次喷拭运输袋包装上面、下面	43	2	
	脱手套，七步洗手	44	3	
	试剂盒运输袋干燥后放入病毒采样试剂转运集中箱	45	1	
	宣教注意事项	46	2	
	扫描患者腕带、采样治疗单及操作护士信息，显示操作成功	47	2	如未显示操作成功 -2

续上表

操作后处理	协助患者回到病房	48	1		
	用物：依据《消毒技术规范》和《医疗废物管理条例》做相应处理	49	2	口述或不规范视同未做	
	护士：脱手套、洗手	50	3		
效果评价	记录：查看电子医嘱单上是否有记录执行时间、签全名	51	3		
	熟练程度	操作熟练规范，动作轻柔	52	3	
	人文关怀	护患沟通有效，体现人文关怀	53	3	
	质量标准	患者安全，口腔未出血，试剂盒标识清楚，拭子及采样液完好	54	3	

【流程图示】

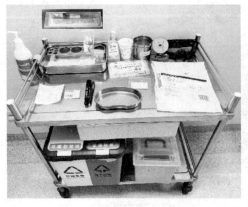

图 4-145　用物准备

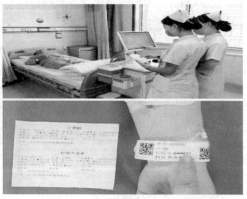

图 4-146　双人核对采样治疗单、患者腕带

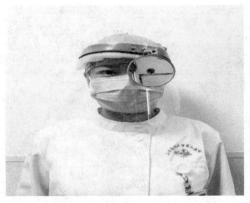

图 4-147　佩戴额镜、防护面屏

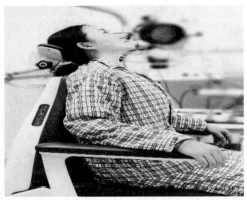

图 4-148　取坐位，头靠紧座椅头背，下颌稍抬

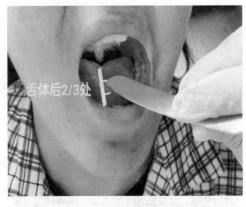

图 4-149　观察口咽部、扁桃体、腭弓黏膜情况（压舌板置于舌体后 2/3 处）

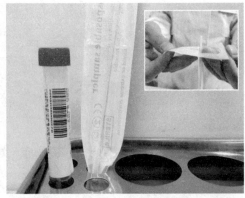

图 4-150　将试剂盒、咽拭子置于试管架上（咽拭子外包装双向朝外翻折打开 1/3）

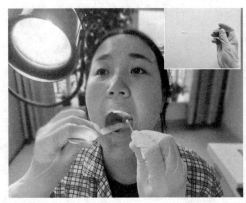

图 4-151　右手执笔式紧捏咽拭子末端、左手用压舌板轻压舌体后 2/3 处，充分暴露口咽部采集标本

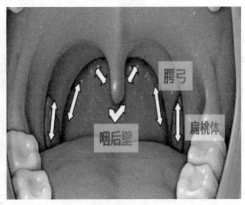

图 4-152　轻捻咽拭子黏膜，同时上下往返涂擦左右扁桃体、腭弓、咽后壁各 2 圈

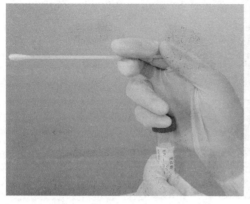

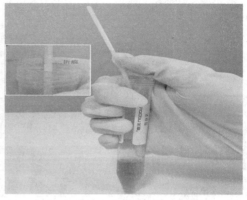

图 4-153　左手取出病毒检测试剂盒，右手小拇指和小鱼际将试剂盒瓶盖打开

图 4-154　右手拇指、食指、中指执笔式紧捏折痕处 2cm 折断咽拭子外露棉棒

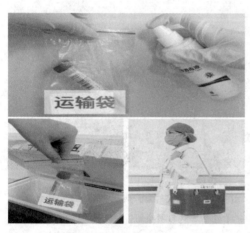

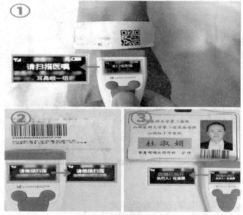

图 4-155　使用有效含氯消毒液依次喷拭运输袋包装上面、下面，试剂盒运输袋干燥后放入病毒采样试剂转运集中箱

图 4-156　①扫描患者腕带；②扫描检验条码；③扫描操作者信息，显示医嘱执行

第五章　鼻科疾病护理常规

第一节　鼻腔异物

【概述】

鼻腔异物（foreign body in the nose）有内源性和外源性两大类。内源性鼻腔异物是指内生物质滞留于鼻腔；外源性鼻腔异物是由于各种原因使外来物质进入鼻腔，多发于儿童。鼻腔异物应予及时取出，可根据异物大小、形状、所处部位和性质的不同采取不同的取出方法。

【临床表现】

临床表现视异物大小、形状、类型、性质而异，主要症状为深侧鼻塞，流脓性鼻涕，带有臭气和血性。有时因慢性鼻出血可引起贫血症状，如面色苍白、周身乏力、易疲劳、多汗等。

详细询问病史，仔细用前鼻镜或内窥镜观察，必要时可用钝头探针触摸，明确异物的大小、性质和所在部位，X线检查仅对金属性和矿物性异物有诊断价值。吸出鼻前庭和鼻腔内分泌物，用血管收缩剂收敛红肿的鼻腔黏膜。

【术前护理】

饮食护理：需急诊手术者给予禁食、禁饮。

休息与活动：小儿避免哭闹及剧烈活动，勿用手挖鼻腔。

体位：取平卧位或半卧位，头勿过仰。

余参照鼻专科常见疾病一般护理之术前护理。

【术后护理】

参照鼻专科常见疾病一般护理之术后护理。

【健康指导】

1.小儿患者告知患儿家属避免患儿在玩耍过程中将异物放入鼻腔或吸入鼻腔。

2.对于可膨胀异物,进入鼻腔后要及时就医取出异物,避免造成鼻腔黏膜破溃。

第二节　鼻骨骨折

【概述】

鼻骨骨折（fracture of nasal bone）是指由于外鼻突出于面部中央，易遭受创击而发生鼻骨骨折。严重者常伴有鼻中隔骨折、软骨脱位、面部明显畸形、眶壁骨折等。鼻骨骨折应在外伤后 2~3 小时内处理，鼻骨复位术的实施一般不宜超过 14 天。

【临床表现】

鼻部受伤后，立即出现鼻梁歪斜或塌陷等畸形，数小时后鼻部及周围软组织、眼睑发生肿胀和瘀血，这时外鼻畸形反而不明显，待肿胀消退，畸形再现；发生粉碎性骨折时，空气可自破损的鼻黏膜、泪器进入鼻、眼睑及面颊部皮下，发生皮下气肿，尤其在擤鼻时，皮下气肿加剧；因鼻骨骨折常伴鼻黏膜撕裂，故有鼻出血。损伤严重者，鼻流清水或淡红血水样液，提示筛骨筛状板损伤、脑膜撕裂，发生脑脊液鼻漏。由于鼻腔内血凝块或异物堵塞、鼻黏膜肿胀或鼻中隔软骨及骨质移位突出，可有鼻阻塞。如鼻额部损伤累及嗅神经，可有嗅觉障碍。

【术前护理】

治疗护理：受伤后 48 小时内不宜局部热敷，可局部冷敷，但应避免受压。

余参照鼻专科常见疾病一般护理之术前护理。

【术后护理】

休息与活动：注意休息，避免再次外伤，复位后勿触碰鼻部。

余参照鼻专科常见疾病一般护理之术后护理。

【健康指导】

1. 定期复查，术后 1 个月内避免鼻部受外力。

2. 勿用力擤鼻、拔鼻毛、抠鼻子。

第三节　鼻出血

【概述】

鼻出血（epistaxis）是耳鼻咽喉头颈外科临床常见的急症，同时也是许多疾病的临床症状之一，可由鼻腔、鼻窦或者邻近组织病变引起，也可由某些全身疾病引起。治疗原则是尽快查清出血部位并给予快速、准确、有效的止血处理。

【临床表现】

出血可发生在鼻腔的任何部位，但以鼻中隔前下区最为多见。有时可见喷射性或搏动性小动脉出血。鼻腔后部出血常迅速流入咽部，从口吐出。一般说来，局部疾患引起的鼻出血，多限于一侧鼻腔；而全身疾病引起者，可能两侧鼻腔内交替或同时出血。

【护理常规】

1. 休息与活动：各种活动应轻柔，不可过度用力。勿过度弯腰、低头，避免用力擤鼻、咳嗽及打喷嚏等动作。有活动性出血者，需卧床休息，有特殊需要离床时，需经护理人员评估并有人陪伴。

2. 体位：清醒者取坐位或半卧位；意识障碍者去枕平卧位，头偏向一侧；有休克症状者取休克体位。

3. 饮食护理：给予温凉流质或半流质饮食，可进食富含纤维素的新鲜果蔬。勿进食过热、过硬及补血、活血食物。

4. 协助检查：协助完成各项常规及专科检查。如血型、血常规、尿常规、凝血常规、肝肾功能、胸片、心电图、鼻内镜等。

5. 对症处理

（1）备好急救物品，具体如下：床边负压吸引、吸氧用物，前、后鼻孔填塞用物，必要时备气管切开用物，并做好配血、输血的准备。

（2）迅速建立静脉通路，必要时可建立多条静脉通路。遵医嘱给予输液补充血容量。

（3）少量出血者，可给予手指压迫止血及冰敷额部等处理；出血量多时，协助医生进行鼻腔填塞止血，反复严重出血者遵医嘱做好介入栓塞治疗的准备。

6. 呼吸道管理：保持呼吸道通畅，避免血液下咽，嘱患者吐出口内分泌物，必要时进行负压吸引。

7. 用药护理：遵医嘱准确使用止血药物。局部可使用复方薄荷油或抗生素药膏涂鼻腔。

8. 病情观察

（1）巡视频次按护理级别要求及患者实际情况而定。

（2）必要时给予床边心电监护及血氧饱和度监测。

（3）严密观察患者的病情变化，观察内容如下：

1）意识、面色、生命体征，尤其是血压变化。

2）鼻腔出血情况，特别注意咽后壁有无血性液流下，小儿患者或意识不清者，注意有无频繁吞咽动作。

3）有鼻腔填塞者注意观察鼻腔填塞物有无松脱。

4）其他系统疾病所导致鼻出血者，注意原发病的情况，发现异常立即通知医生并协助处理。

9. 保持大便通畅：嘱患者勿用力排便，必要时使用缓泻药。

10. 皮肤护理：患者卧床期间，按需给予床上擦浴，保持皮肤清洁。

11. 口腔护理：协助患者晨起及进食后漱口，保持口腔清洁。

第四节　鼻中隔偏曲

【概述】

鼻中隔偏曲（deviation of nasal septum）是指各种原因引起鼻中隔的上下或前后径偏离矢状面，向一侧或两侧偏曲，或局部形成突起，引起鼻腔功能障碍者，均称鼻中隔偏曲。最好的治疗方法是行鼻中隔黏膜下矫正术，经典的方法为鼻中隔黏膜下切除术。

【临床表现】

随鼻中隔偏曲程度、类型、位置而异。以鼻塞为常见，且可因阻塞而引起呼吸不畅、嗅觉不灵和耳聋、耳鸣等。

【护理常规】

1. 术前护理

参照鼻专科常见疾病一般护理之术前护理。

2. 术后护理

休息与活动：注意休息，勿剧烈活动及过度兴奋，避免碰撞鼻部。

余参照鼻专科常见疾病一般护理之术后护理。

【健康指导】

1. 定期复查，术后 1 个月内，按照预约时间复查。

2. 注意锻炼身体，增强体质，预防感冒。

3. 勿用力擤鼻、拔鼻毛、抠鼻子。

4. 手术恢复期禁食辛辣食物，禁烟、酒。

5. 鼻腔喷药应朝向鼻外侧，避免朝向鼻中隔。

第五节　鼻腔鼻窦恶性肿瘤

【概述】

鼻腔鼻窦恶性肿瘤（sino-nasal malignanttumor）是指原发于鼻腔、鼻窦的恶性肿瘤，发病率居耳鼻咽喉头颈外科恶性肿瘤的第三位，仅次于鼻咽癌和喉癌。以鳞状细胞癌最为多见，占 70% ~80%，好发于上颌窦。以手术切除为主的综合治疗是主要的治疗方法。

【临床表现】

早期为一侧鼻腔，初为间歇性、后为持续性鼻塞，流带血黏脓鼻涕或经常鼻出血，可有头胀、头痛、嗅觉减退或丧失。晚期患者，由于肿瘤侵入鼻窦、眼眶，表现为鼻窦恶性肿瘤的症状。

【术前护理】

1.皮肤准备：术前 1 天备皮，剪除手术范围的毛发，男性患者剃胡须，做眶内容物剜除术者剃去术侧眉毛。

2.心理护理：密切注意患者的情绪变化，在病情治疗各阶段给予不同的心理支持，使其保持情绪稳定。

3.对症处理：化疗者，按化疗护理常规。

余参照鼻专科常见疾病一般护理之术前护理。

【术后护理】

1.饮食护理：术后第一天进食流质，逐步改为半流质、软食，少量多餐，以富含蛋白质、维生素的饮食为宜。佩戴牙托者，协助患者从健侧进食。

2.病情观察：参照鼻专科常见疾病一般护理之术后护理的病情观察，尤其要密切注意伤口出血情况，并做好止血急救准备工作，备好相应急救物品。

3.口腔护理：每次进食后，均用漱口液漱口，保持口腔清洁。

4.对症处理

（1）评估疼痛的性质、程度、部位与持续时间，必要时遵医嘱使用止痛剂。

（2）保持鼻侧切口部位清洁、干燥，防止伤口感染。

（3）佩戴牙托者，观察牙托是否在位，有无松动。待手术腔内纱条抽完后，每天清洁牙托1次，用生理盐水或抗生素盐水冲洗术腔。

5. 心理护理：部分患者因为手术后外表的改变及对疾病预后的担忧，易产生负面情绪。护士应充分尊重患者，正确评估患者的心理状态并给予针对性心理指导，重点在于树立患者治疗的信心。

余参照鼻专科常见疾病一般护理之术后护理。

【健康指导】

1. 术后指导其放化疗的开始时间以及注意事项。

2. 注意锻炼身体，增强体质，预防感冒。

3. 勿用力擤鼻、拔鼻毛、抠鼻子。

4. 手术恢复期及放化疗期禁食辛辣食物，禁烟、酒。

第六节　鼻腔鼻窦良性肿瘤

【概述】

鼻腔鼻窦良性肿瘤（sino-nasal benigntumor）主要好发于鼻腔内，其次是鼻窦，外鼻则较少。通常按组织来源进行分类，包括骨瘤、软骨瘤、脑膜瘤、神经纤维瘤、血管瘤及内翻性乳头状瘤等。

【临床表现】

鼻窦乳头状瘤早期患者无特殊不适，症状出现较晚，就诊较迟。鼻阻塞为其最早及最多见的症状，随着肿瘤的长大，呈进行性加重，甚至完全阻塞整个鼻腔。鼻出血也为常见症状，为反复的小量出血或涕中带血，若肿瘤生长快，瘤体血管丰富，也可表现为大量出血。当肿瘤影响鼻腔及鼻窦通气和引流时，继发感染而流脓涕及头痛。肿物堵塞或发生在嗅区可使嗅觉减退或丧失。若肿瘤过大，侵及邻近组织，可出现面颊突出或蛙状鼻、流泪、视力减退、眼球移位及复视、张口受限、发音不清、吞咽障碍等。前鼻镜检查可见患侧鼻前庭或鼻中隔上有孤立、带蒂的棕色乳头状赘生物；鼻腔外侧壁乳头状瘤为灰白色、粉红色或紫红色赘生物，表面呈桑葚状或息肉样，触诊易出血，质地柔软。小的肿瘤可见原发部位，体积大者则难以查明原发部位。

【护理常规】

1. 术前护理

心理护理：患者和家属因担心肿瘤恶变而可能出现焦虑、恐惧，护士应及时了解其心理状况，及时进行针对性的心理疏导，让患者减轻顾虑，积极配合治疗。

余参照鼻专科常见疾病一般护理之术前护理。

2. 术后护理

参照鼻专科常见疾病一般护理之术后护理。

【健康指导】

1. 定期复查。

2. 注意锻炼身体，增强体质，预防感冒。

3. 勿用力擤鼻、拔鼻毛、抠鼻子。

4. 手术恢复期禁食辛辣食物，禁烟、酒。

第七节　慢性鼻炎、慢性鼻窦炎

【概述】

慢性鼻炎、慢性鼻窦炎（chronic sinusitis）是指鼻腔和鼻窦黏膜的慢性炎症。鼻部症状持续超过 12 周，症状未完全缓解甚至加重，按照鼻窦炎发生的位置分为单鼻窦炎、多鼻窦炎、全鼻窦炎。

【临床表现】

不同程度的头痛、头昏、精神不振、记忆力减退；轻重不等的鼻阻塞，多脓涕和嗅觉减退；比较严重的患者有容易疲倦、食欲不振、精神不易集中、失眠等症状。患者进行鼻腔检查时常见中鼻甲呈肥大、水肿或息肉样改变。鼻窦炎如不及时治疗，均可扩展到邻近组织或器官，如眶内、颅内等；或可沿管道发展，如借咽鼓管传至中耳；或下行而影响呼吸道、消化道。局部症状：脓涕多、鼻塞、头痛、嗅觉减退或消失。

【术前护理】

参照鼻专科常见疾病一般护理之术前护理。

【术后护理】

1.治疗护理：鼻腔填塞物拔除后第一天开始遵医嘱给予鼻腔冲洗，如有出血、头晕、头痛等不适时暂缓冲洗。

2.用药护理：遵医嘱准确用药，对于需长期使用局部类固醇类喷鼻药者，做好用药指导。

余参照鼻专科常见疾病一般护理之术后护理。

【健康指导】

1.术后1个月内每日做2次鼻腔冲洗，定期复查。

2.注意锻炼身体，增强体质，预防感冒。

3.勿用力擤鼻、拔鼻毛、抠鼻子。

4.手术恢复期禁食辛辣食物，禁烟、酒。

5.鼻腔喷药应朝向鼻外侧，避免朝向鼻中隔。

第八节　鼻部畸形和缺损

【概述】

鼻部畸形（congenital abnormalities of the nose）和缺损（nasal tissue defect），包括鼻部外伤、鼻部畸形、鼻部缺损、鞍鼻、驼峰鼻、阔鼻畸形和短鼻畸形等。鼻部整形包括多方面，如增大或缩小鼻子的大小，改变鼻头或鼻梁的形状，改变鼻子和上唇之间的三角区域，矫正先天性的缺陷和伤害等。鼻部整形美容术是修复鼻部的缺损、畸形，改善鼻形态，使之恢复正常的功能和形态以达到较为完善的状态的整形外科手术。

【临床表现】

1. 外形异常：各种原因引起的鼻外形改变，包括鼻背部、鼻翼骨性结构连续性或皮肤完整性受损。鼻部畸形：包括先天性的鼻部畸形，外伤、炎症等原因造成的鼻部畸形。

2. 通气障碍：因鼻外形改变，引起的鼻腔通气功能的异常。

【术前护理】

1. 饮食护理：术前1天晚餐嘱患者进清淡饮食。如为局部麻醉手术，术日可进食少量易消化、不致肠胀气的食物。

2. 协助检查：血常规、凝血常规、血生化、心电图及胸片等。

3. 呼吸道管理：戒烟、戒酒。注重保暖，预防感冒。鼻部有炎症者炎症治愈后方可手术。

4. 用药护理：按医嘱应用抗生素预防感染治疗。

5. 治疗护理

（1）术前1天彻底清洁面部及鼻腔，剪鼻毛。

（2）术前清洁口腔、鼻腔。一般术前2~3天开始用生理盐水或3%双氧水擦洗鼻腔，如有干痂者要揭去干痂，必要时涂抹石蜡油浸软干痂再揭去。鼻腔分泌物较多时可用0.25%氯霉素眼药水滴鼻，每天3次；鼻涕多时可用1%的麻黄素溶液滴鼻，每天4次。口腔以0.05%苯扎氯胺漱口液漱口。术日重复以上清洁工作，清洁时勿涂擦油膏类药物。

（3）准备好置入鼻部的材料。

6. 心理护理：告知鼻整形的有关常识，详细解答患者的疑问，尽量减轻患者的紧张情绪，消除恐惧心理，主动配合医生治疗。

【术后护理】

按麻醉护理常规护理。

1. 休息与活动：身体肋软骨移植的患者在活动、咳嗽时疼痛会加剧，告知患者术后24小时内卧床休息，咳嗽时可用手按住胸部。再造鼻血循环稳定后应鼓励患者早期下床活动。

2. 体位：全身麻醉未完全清醒者应去枕平卧，头偏向一侧，使口腔中分泌物或呕吐物易于流出；若为鼻再造手术后患者，必要时可垫高肩部，使其皮瓣蒂处于再造鼻的最低位。术后1周内睡觉时要保持头部抬高。

3. 饮食护理：术后当日进流质饮食，不宜喝有活血作用的汤，如含西洋参、红枣的汤品。术后第2天可以进食半流质饮食。术后半个月内不宜进食让嘴唇活动较大的食物，如苹果、排骨等较硬的食物，不宜进食煎、炸、辛辣食物。

4. 病情观察

每2小时观察1次皮瓣血循环，严密观察皮瓣的皮肤颜色、温度，尤其是鼻小柱及鼻尖处的血循环，观察皮瓣蒂部是否受压，如敷料包扎过紧、周围组织肿胀等均可使皮瓣受压，导致血液循环障碍。

观察鼻与双眼是否肿胀、有无分泌物。如肿胀、分泌物多时，应用无菌棉签轻轻擦洗并滴眼药水。

观察鼻腔支架固定或鼻外侧外固定是否在位。如鼻腔支架移位或脱出、鼻外侧外固定松脱，要及时通知医生处理。

用药护理：遵医嘱给予抗生素治疗。

5. 治疗护理

保持鼻部清洁，用双氧水或生理盐水擦洗支撑鼻腔的橡胶管内的血痂，保持鼻腔通气良好。清洁时避免支架管脱落。

肿胀最常见于术后24小时。鼻部和眼睛周围肿胀青紫、鼻部疼痛以及钝性的头痛于术后48~72小时达到高峰，2~3周后逐渐消失。72小时内要用冰袋冰敷，72小时后改为热敷。

保护鼻部敷料，避免鼻部与硬物碰撞。若为鼻再造者，告知其鼻部用胶布固定的保护架不得自行揭去，以免移植的软骨支架移位或皮肤破损致感染。

采用冰敷或热敷时，需要不断更换部位。

术后3~4天内会有血性鼻涕流出，应给予及时清除，保持伤口清洁。必要时更换纱布，禁止搓鼻、吸鼻、抠鼻等动作。出现呼吸困难的症状时，鼓励患者张口呼吸。

6. 心理护理：了解患者心理状况，根据患者情况给予心理支持。

第九节　变应性鼻炎（翼管神经切断术）

【概述】

翼管神经切除术（pterygotomy）的机制在于切除鼻部的副交感神经，从而使鼻腔、鼻窦的血管处于收缩状态，同时鼻分泌物及泪腺分泌物大为减少。切除翼管神经后鼻黏膜上皮细胞固有层水肿减轻，上皮恢复假复层状态，嗜酸粒细胞消失，肥大细胞脱颗粒减少。因此释放出的组胺、肝素和 5- 羟色胺等介质减少，术后变态反应激惹试验可呈阴性。这些结果都是用于治疗过敏性鼻炎、血管舒缩性鼻炎和鼻息肉的理论依据。

【临床表现】

同变应性鼻炎，以鼻塞、喷嚏、清涕、鼻痒为主要症状，部分患者伴有眼痒及哮喘等表现。

【术前护理】

1. 按照鼻科疾病术前一般护理常规进行护理。

2. 术前 3 天评估反映患者鼻过敏症状的 VAS 评分、反映患者生活质量的鼻结膜炎生活质量调查问卷（RQLQ）、反映患者鼻过敏症状严重程度的鼻腔鼻窦结局测试 -20 量表（SNOT-20）。

3. 术前 1 天评估患者眼科三项检查（泪腺分泌试验、破膜试验、角膜染色）。

4. 健康知识指导，包括翼管神经切断术后鼻腔填塞的不适感、头痛，以及神经阻断后早期眼干、眼涩的不适症状，并告知患者这些症状术后 1~3 月可以缓解或减轻，以消除患者紧张情绪。

【术后护理】

1. 按照鼻科疾病术后一般护理常规进行护理。

2. 术后 3 天再次评估眼科三项检查（泪腺分泌试验、破膜试验、角膜染色）。

3. 术后 1 周再次评估反映患者鼻过敏症状的 VAS 评分、反映患者生活质量的鼻结膜炎生活质量调查问卷（RQLQ）、反映患者鼻过敏症状严重程度的鼻腔鼻窦

结局测试 –20 量表（SNOT–20）。与术前比较，评价手术疗效、患者疾病症状严重程度和症状改善情况。

【健康指导】

1. 每日 2 次鼻腔冲洗，定期复查，术后 3 个月内，按照预约时间复查。

2. 注意锻炼身体，增强体质，预防感冒。

3. 勿用力擤鼻、拔鼻毛、抠鼻子。

4. 手术恢复期禁食辛辣食物，禁烟、酒。

第十节　真菌性鼻炎、真菌性鼻窦炎

【概述】

真菌性鼻炎（allergic rhinitis）、真菌性鼻窦炎（fungal rhino sinusitis，FRS）可在机体长期使用抗生素、糖皮质激素、免疫抑制剂或接受放射治疗等情况下发生，也可在一些慢性消耗性疾病如糖尿病、烧伤致机体抵抗力下降时发生。致病菌主要为曲霉菌和毛霉菌。

【临床表现】

真菌性鼻窦炎先单侧鼻窦起病，上颌窦发病率最高，其次为蝶窦、筛窦，较少见于额窦，进一步发展累及多窦。其临床表现视不同临床类型和严重程度而异。

1. 真菌球：多见于老人，女性多于男性。患者通常免疫功能正常。患者可有面部隆起和疼痛（压迫眶下神经），少有脓血涕和周围结构如眼眶受累症状，一般无全身症状。

2. 变应性真菌性鼻炎、真菌性鼻窦炎：多发生于有特应性体质的成人，常伴鼻息肉、支气管哮喘。长期反复发作的全鼻窦炎或鼻息肉，经历一次或多次鼻窦炎和鼻息肉手术，很难治愈。本病发病隐匿，进展缓慢，多累及一侧多窦。

3. 急性侵袭性真菌性鼻炎、真菌性鼻窦炎：多发生于免疫功能低下或缺陷者。本型起病急骤，病变进展迅速，病情凶险，死亡率甚高，临床表现为发热，鼻腔结构被破坏及坏死，大量脓性结痂，眶周及面颊部肿胀、疼痛（侵犯眶下神经），或眼球突出、结膜充血、眼肌麻痹、视力减退及眶后疼痛等，或腭部缺损，或剧烈头痛、颅内高压、癫痫、意识模糊及偏瘫等，或眶尖综合征、海绵窦血栓性静脉炎等，若不及时诊治，可在数日内死亡。

4. 慢性侵袭性真菌性鼻炎、真菌性鼻窦炎：是1997年DeShazo等发现的一种新的临床类型。2000年Stringer等首次将其命名为慢性侵袭性真菌性鼻–鼻窦炎。

【术前护理】

1. 对症支持治疗增强抵抗力，恢复免疫功能，治疗原发病，停用抗生素及免疫抑制剂。必要时输全血或血浆。

2. 中药治疗常用于真菌性鼻窦炎，中草药配方：苍耳子30克、辛夷20克、黄芩35克、细辛4克、白芷25克、龙胆草10克等，采用手工工序，精心选药、晾晒、研磨，外用，一日两次。

3. 抗真菌药物治疗，可选择伊曲康唑和两性霉素B等，给药途径和剂量可根据病情、患者耐受性而定。

余参照鼻专科常见疾病一般护理之术前护理。

【术后护理】

1. 药物治疗：应用糖皮质激素是非常重要的辅助治疗。激素名称和剂量为强的松30~40mg/d，口服1周后剂量减半服用1个月，然后按0.2mg/（kg·d）服用4个月，再按0.1mg/（kg·d）服用2个月，同时应用人工合成长效类固醇鼻内喷雾。

2. 鼻腔填塞物拔除后1周开始遵医嘱给予抗真菌药物冲洗鼻腔和鼻窦。如有出血、头晕、头痛等不适时暂缓冲洗。

余参照鼻专科常见疾病一般护理之术后护理。

【健康教育】

1. 多摄取维生素E，可以多吃种子类食用油。

2. 多吃具有减充血作用的草药和调味品，如接骨木花、麝香草和姜等。

3. 平时注意鼻腔卫生，经常用等渗盐水清洁。

4. 真菌性鼻窦炎注意游泳时姿势要正确，尽量做到头部露出水面。

5. 注意擤涕方法。鼻塞多涕者，宜按塞一侧鼻孔，稍稍用力外擤。之后交替而擤。

第十一节　视神经损伤

【概述】

视神经损伤（opticnerve injury）多见于视神经管骨折，是在严重颅脑外伤、颅底和筛窦骨折，尤在额部、眉弓部钝挫伤时，同时发生的视神经骨管损伤，造成视力严重减退或失明。视神经减压术是目前治疗外伤性视神经病变的主要方法，治疗目的是尽可能恢复或部分恢复视力。

【临床表现】

1. 各种原因引起视力突降或无光感。

2. 瞳孔散大，直接对光反射迟钝或消失，间接对光反射存在。

3. 眼底检查：早期无明显异常，视神经撕脱者眼底大量出血，视神经乳头凹陷，晚期视乳头苍白。

【术前护理】

1. 鼻科术前一般护理常规。

2. 饮食护理

（1）给予温凉、易消化、低盐、高维生素、高蛋白饮食。

（2）限制饮水量，每次饮水量不超过300ml。

（3）拟急诊手术者，及时通知禁食、禁饮。

3. 休息与活动：静卧休息。

4. 完善术前检查，包括常规检查及眼科专项检查，必要时按照急诊手术准备。

5. 用药护理：遵医嘱正确使用激素、营养神经类药物。

6. 病情观察

（1）巡视患者频次按护理级别要求及患者实际情况而定。

（2）观察内容主要包括如下几方面：①生命体征、意识情况、瞳孔大小及对光反射情况；②裸眼视力；③眼球活动情况，眼周是否有瘀血；④有无伴随颅脑损伤及全身其他部位损伤，有无头痛、头晕、恶心、呕吐等表现；⑤使用激素类药物期间，有无腹部不透、黑便、皮疹等症状。有异常及时报告医生，协助处理，并做好护理记录。

7. 安全护理：做好压疮、跌倒及下肢深静脉血栓风险评估，落实相应的防护措施。患者离床时必须有人陪同。

8. 生活护理：根据患者病情及需要，协助做好生活护理。

9. 心理护理：本病起病多因意外发生，且影响患者视力，可能导致患者出现紧张情绪及恐惧心理，护士应评估患者的心理状态，给予针对性的心理疏导，介绍成功病例，鼓励患者积极面对。

【术后护理】

1. 按照鼻科术后一般护理常规进行护理。

2. 病情观察

（1）巡视患者频次按护理级别要求及患者实际情况而定。

（2）必要时给予床边心电监护及血氧饱和度监测。

（3）具体观察内容包括如下几方面：①生命体征及意识情况；②动态评估视力进展情况及瞳孔大小，对光反射；③眼球活动情况、眼周是否有瘀血、肿胀；④鼻腔分泌物的颜色、性质、量；⑤大便的颜色、性质、量。

3. 特殊指导：指导患者每次饮水量不超过 300ml。

【健康指导】

1. 保持大便通畅，必要时遵医嘱使用缓泻剂。

2. 进食清淡易消化饮食，多食富含维生素的药物，必要时遵医嘱服用维生素 A、神经营养药物等。

3. 注意安全，避免外伤，定期复查。

第六章　咽喉科疾病护理常规

第一节　腺样体肥大

【概述】

腺样体肥大（adenoidal hypertrophy）是指腺样体因炎症的反复刺激而发生病理性增生，从而引起鼻堵、张口呼吸的症状，尤以夜间加重，出现睡眠打鼾、睡眠不安，患者常不时翻身，仰卧时更明显，严重时可出现呼吸暂停。本病最多见于儿童，常与慢性扁桃体炎、扁桃体肥大合并存在，与分泌性中耳炎关系密切。腺样体又称咽扁桃体，正常生理情况下，6~7 岁发育至最大，青春期后逐渐萎缩，到成人则基本消失。若腺样体增生肥大，且引起相应症状者，称腺样体肥大。

【临床表现】

1. 耳部症状：由于咽扁桃体肥大及鼻咽部炎性分泌物积聚，使咽鼓管咽口受阻，可并发非化脓性或化脓性中耳炎，导致听力减退和耳鸣、耳闷。

2. 鼻部症状：咽扁桃体肥大常并发鼻炎、鼻窦炎，病人有鼻塞、流涕、张口呼吸、流涎、讲话时带闭塞性鼻音、睡眠打鼾等症状。

3. 呼吸道症状：由于炎症持续存在，分泌物刺激呼吸道黏膜，常引起咽炎、气管炎及支气管炎，故病人可出现咽部不适、声音改变、咳嗽、吐痰、气喘、低热等症状。

4. 腺样体面容：由于长期张口呼吸，影响面骨发育，上颌骨狭长，硬腭高拱变窄，牙齿外突，牙列不整，咬合不良，下颌下垂，唇厚，上唇上翘，下唇悬挂，外眦下拉，鼻唇沟浅平，加有精神萎靡，面部表情呆板，愚钝，即成所谓"腺样体面容"。

5. 全身症状：主要为慢性中毒症状及神经反向症状，表现为营养发育差、鸡胸、贫血、消瘦、低热、消化不良、易乏力、头痛、注意力不集中、烦闷、易惊、性情暴躁、夜间睡眠磨牙、遗尿等。

6. 局部检查：可见咽部充血，咽后壁附有炎性、脓性分泌物，鼻咽部指诊可触和鼻咽顶后壁有柔软的淋巴组织团块，不出血，颈部可打到肿大的淋巴结。

【术前护理】

术前准备：剪鼻毛，如小儿不配合，可酌情免剪鼻毛。需同时行鼓膜切开或鼓膜置管手术者，术前1天用3%过氧化氢溶液及外用NS清洁外耳道。

余参照咽喉专科常见疾病一般护理之术前护理。

【术后护理】

1. 饮食护理：参照咽喉专科常见疾病一般护理中术后护理之饮食护理。同时切除扁桃体者参照慢性扁桃体炎术后护理之饮食护理。

2. 呼吸道管理：保持呼吸道通畅，嘱患者吐出口腔分泌物，张口呼吸。

3. 用药护理：必要时遵医嘱给予喷鼻剂喷鼻，指导家属正确使用。

4. 病情观察：观察鼻腔、口咽分泌物的性状及量，以了解是否存在活动性出血。

5. 口腔护理：鼓励患者多喝水，术后给予漱口液漱口，每天4次。

余同咽喉专科常见疾病一般护理之术后护理。

【健康指导】

1. 遵医嘱定时点滴鼻剂，定期复查。

2. 注意锻炼身体，增强体质，预防感冒。

3. 饮食宜清淡、易消化。

4. 必要时手术切除。

第二节 慢性扁桃体炎

【概述】

慢性扁桃体炎（chronic tonsillitis）多由急性扁桃体炎反复发作或因扁桃体隐窝引流不畅，窝内细菌、病毒滋生感染而演变为慢性炎症。

【临床表现】

1. 有反复发作咽痛、易感冒或扁桃体周围脓肿的病史，或伴有扁桃体源全身性疾病的症状。

2. 咽部经常不适或有口臭。若扁桃体隐窝内有大量豆渣样脓栓积留，或有大量厌氧菌生长，口臭更为严重。

3. 扁桃体具有丰富的末梢神经感受器，故在炎症时期容易产生各种反射失调现象。如阵发性咳嗽、咽异物感、刺痛感（多位于下颌角与舌骨大角之间）或各种感觉异常。

4. 扁桃体过于肥大，可引起呼吸困难、咽下困难，或言语含糊不清，但皆少见。常见于幼儿。

5. 隐窝脓栓被咽下，对胃肠敏感患者可引起消化障碍。

6. 由于毒素吸收，可引起头痛、四肢无力、易疲劳或低热。

上述症状并非全部出现，也可全无自觉症状。

【术前护理】

物品准备：指导家属术前日准备冷流质饮食（冷纯牛奶、无渣的冰淇淋等），对于不能进食冷流质饮食者，可准备凉流质饮食。

余参照咽喉专科常见疾病一般护理之术前护理。

【术后护理】

饮食护理：术后无出血者，局部麻醉 2 小时、全身麻醉 4~6 小时后可进食冷流质饮食；次日如无特殊可改为半流质饮食，应避免饮食酸辣、过硬、过热及刺激性食物。

对症处理：伤口疼痛者给予冰敷颈部或口含冰块，疼痛难忍者遵医嘱使用止痛药。

病情观察：

（1）生命体征及面色。

（2）术后 24 小时内及术后 1 周白膜脱落期间，尤其应注意伤口出血情况。

（3）嘱患者避免咳嗽，轻轻吐出口腔分泌物，不要咽下，以便于观察分泌物的颜色及量。

（4）小儿或全身麻醉未醒者注意有无频繁吞咽动作。

（5）观察体温变化、伤口白膜颜色及覆盖情况。

（6）合并肾病的患者，应观察血尿及尿蛋白情况。

余参照咽喉专科常见疾病一般护理之术后护理。

【健康指导】

1. 定期复查。

2. 增强体质，锻炼身体，预防感冒。

3. 反复急性发作的扁桃体炎，在稳定期可进行扁桃体摘除术。

第三节　鼻咽纤维血管瘤

【概述】

鼻咽纤维血管瘤（nasopharyngeal fibroangioma）为鼻咽部最常见的良性肿瘤，由致密结缔组织、大量弹性纤维和血管组成，多见于 10~25 岁的青年男性。主要采取手术治疗。

【临床表现】

1. 出血：鼻腔和口腔出血，有时大出血为鲜红色血液，由于反复大出血，患者常有不同程度的贫血。

2. 鼻塞：肿瘤堵塞后鼻孔并侵入鼻腔，引起一侧或双侧鼻塞，常伴有流鼻涕、闭塞性鼻音、嗅觉减退等。

3. 其他症状：肿瘤压迫咽鼓管，引起耳鸣、耳闭及听力下降。肿瘤侵入邻近结构则出现相应症状：侵入眼眶，则出现眼球突出，视力下降；侵入翼腭窝，则引起面颊部隆起；侵入颅内压迫神经，则引起头痛及其他颅神经瘫痪。

【术前护理】

1. 协助检查：协助完成 CT、MRI、水成像和数字减影血管造影等检查。

2. 物品准备：吸引器、后鼻孔填塞包、止血油纱等。

3. 皮肤准备：剪鼻毛、取皮区备皮。

4. 病情观察

（1）巡视频次按护理级别要求及患者实际情况而定。

（2）严密观察患者的病情变化。具体内容如下：

1）鼻腔出血的次数、量及血压变化。对于活动性出血的患者，需观察患者贫血情况（面眼睑颜色、血红蛋白及红细胞指数）。

2）视力、听力情况，是否存在头痛。

5. 治疗护理: 行数字减影血管造影的检查者或血管栓塞者参照相应护理常规。

6. 并发症的观察：观察患者的意识、头痛情况，语言和肢体活动情况，警惕栓子发生移位。

余参照咽喉专科常见疾病一般护理之术前护理。

【术后护理】

病情观察：

（1）观察患者生命体征的变化，必要时给予床边心电监护及血氧饱和度监测。

（2）观察鼻腔分泌物的量、性质，唾液性状，以了解是否有出血。

（3）肿瘤侵及颅内者，应密切观察意识、瞳孔、视力及生命体征的变化，以了解有无颅内并发症的发生。

（4）发现异常，及时报告医生并协助抢救和处理，并做好护理记录。

余参照咽喉专科常见疾病一般护理之术后护理。

【健康指导】

1.定期复查，术后 1 个月内按照预约时间复查。

2.注意锻炼身体，增强体质，预防感冒。

3.勿用力擤鼻、拔鼻毛、抠鼻子。

4.手术恢复期禁食辛辣食物，禁烟、酒。

5.鼻腔喷药应朝向鼻外侧，避免朝向鼻中隔。

第四节　鼻咽癌

【概述】

鼻咽癌（nasopharynx cancer）是我国常见恶性肿瘤之一，发病率居耳鼻咽喉头颈外科恶性肿瘤之首，好发于我国南方。病理分型 98％属低分化鳞癌。放射治疗是治疗该病的主要手段，但对于高分化癌、病程较晚及放射治疗后复发的病例，手术切除和化学药物治疗亦属不可缺少的手段。

【临床表现】

由于鼻咽部解剖位置隐蔽，鼻咽癌早期症状不典型，临床上容易延误诊断，应特别提高警惕。其常见症状为：

1.鼻部症状：早期可出现回缩涕中带血或擤出涕中带血，时有时无，多不引起患者重视，随着瘤体的不断增大可逐渐阻塞鼻孔，引起鼻塞，始为单侧，继而双侧。

2.耳部症状：肿瘤发生于咽隐窝者，早期可压迫或阻塞咽鼓管咽口，引起该侧耳鸣、耳闭及听力下降，鼓室积液，临床易误诊为分泌性中耳炎。

3.颈部症状：颈部淋巴结肿大，颈淋巴结转移者较常见。以颈淋巴结肿大为首发症状者占60％，转移肿大的淋巴结为颈深部上群淋巴结，呈进行性增大，质硬不活动，无压痛，始为单侧，继之发展为双侧。

4.脑神经症状：瘤体经患侧咽隐窝由破裂孔侵入颅内，常先侵犯Ⅴ、Ⅵ脑神经，继而累及Ⅱ、Ⅲ、Ⅳ脑神经而发生头痛、面部麻木、眼球外展受限、上睑下垂等脑神经受累症状；由于瘤体的直接侵犯或因转移淋巴结压迫均可引起Ⅸ、Ⅹ、Ⅺ、

Ⅻ脑神经受损而出现软腭瘫痪、呛咳、声嘶、伸舌偏斜等症状。

5. 远处转移：晚期鼻咽癌可出现转移，常见者有骨、肺、肝等。

【术前护理】

1. 饮食护理：给予高蛋白、高热量、高维生素、低脂肪饮食，避免补血、活血类食物，禁烟、酒。

2. 对症护理：对放射治疗患者，做好如下护理：

（1）指导患者身边常备饮用水，口干时湿润口腔，每天饮水量在2500ml以上。

（2）给予放疗后张口训练。①指导患者每天做最大幅度张口训练，再练习咀嚼、鼓腮、微笑、屏气，每天5~6次，每次5~15分钟；②可以咀嚼口香糖，每天3~5次；③练习伸舌、后缩、卷动等，每天数次，并配合头向左右侧弯、旋转，动作宜缓慢，幅度不宜过大。

3. 心理护理：癌症患者通常会产生担忧、焦虑、恐惧心理。护士要充分理解患者的心理变化，正确评估患者心理状态，给予针对性的心理疏导。同时与家属做好沟通，充分调动家庭支持系统，使患者积极面对疾病和治疗。

余参照咽喉专科常见疾病一般护理之术前护理。

【术后护理】

1. 饮食护理：手术当天，局部麻醉患者回病房后2小时、全身麻醉患者清醒后6小时给予温凉流质或半流质饮食，如米汤、牛奶、清淡的肉汤及粥等；拔除鼻腔填塞物后可逐渐恢复普通饮食，2周内避免过热、粗硬、辛辣、补血活血食物。

2. 病情观察：观察生命体征，特别是血压的变化。观察鼻腔有无活动性出血。

鼻腔填塞物拔除前观察是否松脱，拔除填塞物后注意鼻腔出血情况、有无头晕等。

3. 治疗护理：拔除鼻腔填塞物前适量进食，避免空腹，以免头晕，拔除鼻腔填塞物后嘱患者卧床休息2小时，勿用力擤鼻。

余参照咽喉专科常见疾病一般护理之术后护理。

【健康指导】

1. 术后按照医嘱规范放疗，定期复查。

2.注意锻炼身体，增强体质，预防感冒。

3.勿用力擤鼻、拔鼻毛、抠鼻子。

4.手术恢复期禁食辛辣食物，禁烟、酒。

第五节　急性咽喉炎

【概述】

急性咽喉炎（acute laryngopharyngitis）是咽喉专科的急症，包括急性咽炎、急性喉炎、急性扁桃体炎、急性会厌炎，严重者可导致呼吸困难和吞咽困难。

【临床表现】

一般全身症状不明显，轻者仅有声嘶，声音粗涩、低沉、沙哑，以后可逐渐加重，甚至可完全失音，喉部疼痛和全身不适，个别患者可有发烧、畏寒等症状。其他症状为咳嗽、多痰、咽喉部干燥、刺痒、异物感、喉部肿胀，严重者也可出现吸气性呼吸困难，但成人极少发生。

【护理常规】

1.饮食护理：进温凉流质或半流质饮食，少量多餐，以利吞咽，减轻疼痛；禁食辛辣、烧烤等刺激性食物，戒烟、酒。

2.休息与活动：保证充足的休息，卧床休息，减少活动量。

3.体位：取半卧位或舒适体位。

4.协助检查：遵医嘱完善常规检查。

5.对症处理

（1）床边准备氧气、吸痰设备，必要时备气管切开包及气管插管物品。

（2）急性咽炎、急性会厌炎患者出现3度呼吸困难者，做好气管切开的相关准备。

（3）咽喉部疼痛者给予口含冰块或颈部冰敷，或遵医嘱使用镇痛药物。

（4）并发咽部脓肿者参照相关护理常规。

（5）喉阻塞者参照相关护理。

（6）体温异常者参照相关护理。

（7）呼吸道管理：保持呼吸道通畅，必要时吸氧，氧流量根据患者实际情况而定；必要时吸痰。

6. 用药护理：建立静脉通路，遵医嘱及时、准确使用抗生素及糖皮质激素等药物，并观察疗效和不良反应。

7. 治疗护理：遵医嘱给予雾化吸入治疗。

8. 病情观察：巡视频次按护理级别要求及患者实际情况而定。必要时给予床边心电监护及血氧饱和度监测。

严密观察患者的病情变化。具体内容如下：

1）意识、生命体征，尤其是呼吸情况。

2）声嘶及咳嗽情况。

3）患者咽喉部红肿情况及口腔分泌物的量和性质。

4）急性喉炎及急性会厌炎患者观察是否有呼吸困难的症状，如吸气性软组织凹陷、吸气性喉喘鸣音、发绀等，注意患者进食及睡眠情况。

5）急性扁桃体炎者观察是否有咽痛加剧、语言含糊、张口受限、咽部红肿膨隆等咽部脓肿形成的征象。

6）合并颈周肿胀者，应每班定点测量颈围。

发现异常，及时报告医生处理，并做好护理记录。

9. 口腔护理：保持口腔清洁，并给予漱口液含漱，每天4次。

10. 皮肤护理：根据患者病情及自理能力按需给予床上擦浴或协助进行皮肤清洁。

11. 心理护理：安慰患者及家属，缓解其紧张心情。

【健康指导】

1. 遵医嘱定时点滴鼻剂，定期复查。

2. 注意锻炼身体，增强体质，预防感冒。

3. 饮食宜清淡、易消化。

4. 必要时行手术切除。

第六节　声带息肉

【概述】

声带息肉（polyp of vocal cord）是引起声音嘶哑的常见疾病，多为发声不当或过度发声所致，多见于职业用声或过度用声的患者，也可继发于上呼吸道感染。手术切除是其主要的治疗方法。

【临床表现】

主要症状是声嘶，其程度视息肉大小和类型而异，小的局限性息肉仅有轻微的声音改变，基底广的息肉声嘶较重，音调低沉而单调，不能唱歌，甚至失声，大息肉可致喉鸣和呼吸困难。

【术前护理】

协助完善术前检查，尤其是颈椎情况及心肺功能的检查。

观察患者声嘶情况，并指导其正确用声。

余参照咽喉专科常见疾病一般护理之术前护理。

【术后护理】

病情观察：严密观察患者的病情变化，具体内容如下：

（1）生命体征变化及血氧饱和度情况。

（2）音质和音量。

（3）观察唾液性状，以了解伤口有无出血情况，注意有无咯血、憋气出血。

（4）观察有无咽喉黏膜损伤、牙齿松脱、伸舌歪斜、舌麻木、味觉异常、进食呛咳等神经损伤的表现。

余参照咽喉专科常见疾病一般护理之术后护理。

【健康指导】

1. 为了利于声带休息和创面愈合，术后两周内尽可能少说话和禁止唱歌。

2. 改变原来用声不当的错误习惯，减少复发。

3. 养成良好的生活习惯，限制吸烟、饮酒和食用辛辣刺激性食物。

4. 按照预约时间定时复查。

第七节　咽部乳头状瘤

【概述】

咽部乳头状瘤（papillom of pharynx）是喉部最常见的良性肿瘤，可发生于任何年龄，但以10岁以下儿童多见。其病因可能与乳头状瘤病毒感染有关。儿童的乳头状瘤生长较快，极易复发，需反复多次手术。随着年龄增长有自限趋势。

【临床表现】

多数患者无自觉症状，或在咽部检查时发现，少数患者可有咽干、痒、异物感等，肿瘤较大者可有吞咽及呼吸不适或障碍。

肿瘤多发生于腭弓、扁桃体、软腭缘、悬雍垂，其次见于软腭背面、下咽后壁、杓会厌襞等处。乳头状瘤外形不一，呈红色或灰白色，质较硬或软，瘤体多不大，有蒂或无蒂，单发或多发，为疣状、菜花状或颗粒状，在小儿可呈弥漫性、多发性。

【术前护理】

1. 饮食护理：准备紧急手术者，给予禁食。

2. 休息与活动：尽量卧床休息，减少活动量；呼吸困难者绝对卧床休息，嘱家属不得随意带患者离开病房，避免患者剧烈运动、哭闹，以免加重呼吸困难。

3. 体位：根据病情给予平卧位或半坐卧位。

4. 协助检查：尽快完善各项术前检查，呼吸困难者遵医嘱行动脉血气分析检查。

5. 病情观察：巡视频次视患者病情及护理级别而定。

严密观察患者的病情变化，具体内容如下：

1）呼吸情况，有无吸入性呼吸困难症状。

2）面色、口唇及甲床的颜色，有无缺氧表现。

3）吸入性呼吸困难者，严密观察其意识、生命体征、血氧饱和度，尤其是呼吸、心率及血氧饱和度的变化。

6. 对症处理：有呼吸困难者，床边准备好吸氧、吸痰、气管切开用物等。必要时吸氧，根据病情调节氧流量。建立静脉通路。

7. 心理护理：评估患者及家属的焦虑程度，积极给予心理疏导，帮助患者及家属树立战胜疾病的信心。

余参照咽喉专科常见疾病一般护理之术前护理。

【术后护理】

1. 饮食护理：术后6小时给予温凉半流质饮食，术后第1天可进食普食，避免刺激性食物及饮料，戒烟、酒。

2. 病情观察：严密观察患者的病情变化。具体内容如下：生命体征及血氧饱和度；有无呼吸困难表现；有无声嘶；痰液性状，是否痰中带血；进食情况，是否存在进食呛咳。

3. 口腔护理：保持口腔清洁。全身麻醉术后6小时后给予漱口液漱口，每天3~4次，预防口腔感染。

气管切开者按气管切开护理常规护理，余参照咽喉专科常见疾病一般护理之术后护理。

【健康指导】

1. 定期复查。

2. 注意锻炼身体，增强体质，预防感冒。

3. 饮食宜清淡、易消化。

4. 必要时手术切除。

第八节　喉癌

【概述】

喉癌（laryngeal cancer）是喉部最常见的恶性肿瘤，高发年龄为 50~70 岁，男性发病率明显高于女性，以鳞状细胞癌最为常见。手术治疗为主要的治疗手段。

【临床表现】

声门上癌：早期仅有异物感、吞咽不适等症状；声门上癌分化差，发展快，随着肿瘤的进展出现持续性喉痛、声嘶、呼吸困难、咳嗽、痰中带血等晚期症状。

声门癌：初期易倦或声嘶，此后声嘶逐渐加重，甚至出现失声、呼吸困难、咳痰困难等症状。

声门下癌：早期症状不明显，肿瘤发生到相当程度时出现刺激性咳嗽、咯血。

【术前护理】

1.备皮：男患者面部、颈部剃须，需行颈淋巴清扫术者剃除侧耳后1~2cm头发。

术前1日，协助患者沐浴，尤其将颈部周围皮肤、移植处皮肤用肥皂清洗，监测体温、脉搏、呼吸、血压及全身状况。

2.术前8小时禁食，4小时禁饮。

3.心理护理：评估患者的心理状况，给予心理疏导，解释术后的各种替代发音方式（食管发音、配备电子喉、放置发音管、喇叭子等），使患者树立治愈疾病的信心。

4.用物准备：吸引器、吸痰管、生理盐水、无菌手套、尿管、胃管、合适型号的气管套管等物品。

【术后护理】

1.体位护理：全身麻醉患者术后取平卧位，4小时可取半卧位，6小时可床上活动，术后第1日晨可协助患者下地活动，嘱患者颈部勿左右扭转，妥善固定各管道（胃管、尿管、引流管等），并向患者及家属进行相关安全知识宣教。

2.饮食护理

（1）术后当天禁食，第1天鼻饲流质饮食，第10~14天经口进食（部分喉切除者进食团状食物、全喉切除者进食流质饮食）。进食前行吞咽功能训练，进食顺利后拔除胃管。

（2）妥善固定鼻饲管，并进行宣教，防止鼻饲管脱出。保持鼻饲管通畅，每次鼻饲前后用清水冲洗管道，鼻饲药片要研碎，奶及汤要过滤。保证营养摄入及水分的补充，成人每日液体摄入量不小于2500ml。鼻饲前先吸痰，以防咳嗽时引起误吸。鼻饲管一般留置 7~14 天。

3.呼吸道管理

（1）术后当天适当给予吸痰，次日起鼓励患者自行咳嗽、咳痰，无力咳痰者给予吸痰。雾化吸入每日 4~6 次。

（2）保持病房适宜的温湿度，室温以患者自觉舒适为宜，湿度 70% 以上（天气干燥时可给予空气湿化机进行空气湿化）。

（3）指导患者有效咳痰，排出气道分泌物。

（4）气管套管固定带打死结固定，防止脱出。密切观察患者呼吸情况，及时有效吸痰。

4.病情观察

（1）手术当天视情况给予床边心电监护，密切观察生命体征及血氧饱和度，尤其是呼吸、血压情况。

（2）麻醉未清醒或病情不稳定者，每 15~30 分钟巡视 1 次；麻醉清醒后或病情稳定者改为每 1 小时巡视 1 次；护理级别更改后按护理级别要求巡视。

（3）喉癌微创手术后病情观察内容包括：

1）音质和音量。

2）唾液和痰液的性状，注意有无出血征象。

3）观察有无喉黏膜损伤、牙齿松脱、伸舌歪斜、舌麻木、味觉异常、进食呛咳等神经损伤的表现。

部分喉及全喉切除手术者术后病情观察包括：

1）有无皮下气肿、皮下气肿的范围及皮下气肿消长情况。

2）痰液及唾液性状。

3）引流液（包括伤口引流液、胃液、尿液）的性状及量。

4）伤口局部情况，如敷料表面是否有渗血，伤口周围是否有肿胀及有无包块触及。

5）伤口周围皮肤有无红、肿、热、痛，有无渗出物及渗出物有无异味，进食后有无食物从伤口周围漏出等现象。如有，应警惕伤口感染或咽瘘的发生。

6）伤口引流管是否有大量淡黄色液或乳白色液引出，警惕乳糜漏的发生。

出血的预防：戴硅胶气管套管者定时开放气囊，观察痰液性质、量，待痰液中不夹杂血液时可完全开放气囊，或遵医嘱定时开放；观察伤口敷料渗血情况；

吸痰动作要轻柔，避免引起患者剧烈咳嗽，导致出血；观察引流液性质、量，并做记录。

术后由于不能发声，应备写字板与患者交流，及时沟通，解除患者心理负担。

【戴气管套管出院患者的健康指导】

1. 准备用物：简易吸痰器、吸痰管、棉签、酒精、纱布等。

2. 气管套管内套管消毒方法：每日清洗消毒内套管2次，患者对准镜子将内套管取出，对光检查内套管有无干痂形成，取下的内套管用小毛刷清洗干净，放入0.5%~0.75%多酶低泡清洗剂浸泡5~10分钟，浸泡去蛋白处理，再次用小毛刷和流水清洗，对光检查内壁和外壁，无痰痂，放入纯净水中煮沸30分钟，晾凉后重新佩戴。

3. 敷料更换法：每日更换无菌喉垫1次，具体方法为对准镜子将脏的喉垫取下，观察造瘘口局部皮肤，以生理盐水棉球擦拭造瘘口周围，再以酒精棉球擦拭，可重复进行，将喉垫重新戴上，以胶布固定，如潮湿或分泌物过多，可及时更换。

4. 吸痰的方法：将吸引器与吸痰管连接，对着镜子将吸痰管的前端插入气管套管口7~8cm，开动负压吸引，旋转吸痰管吸痰，动作轻柔，每次吸痰时间不可超过15秒，吸痰管不可以重复使用。

5. 预防感染：用单层纱布遮盖气管口，防止灰尘进入，少到人多的地方，避免交叉感染，戒烟、酒，少食辛辣及刺激性食物，劳逸结合，增强体质，预防感染，提高抵抗疾病的能力。

6. 发现以下异常情况及时就诊：气管造瘘口局部红肿、溢脓；不明原因的呼吸困难，清洗内套管后不缓解；颈部出现包块；不明原因痰中带血；气管套管脱落引起呼吸困难。

第九节　咽部脓肿

【概述】

咽部脓肿（pharynge alabscess）包括扁桃体周围脓肿、咽后脓肿、咽旁脓肿，系指扁桃体周围隙内、咽后隙、咽旁隙的化脓性炎症。早期发生蜂窝织炎，继之形成脓肿。

【临床表现】

进行性加重的咽部疼痛，严重者不能吞咽和饮水，部分患者伴有体温升高等症状。

【护理常规】

1.对症处理：脓肿破溃时及时给予吸引器吸出脓液，以防窒息。

需行咽部脓肿切开排脓术者按以下内容护理：

1）术前向患者说明切开排脓的目的及方法，安慰患者，减轻其紧张心理，以配合手术。

2）准备好吸引器、手术器械及气管插管等设备。

3）根据患者病情及医生操作要求，协助患者取合适的体位。

4）配合医生穿刺抽脓，及时吸出脓液或血性液体。

5）术中密切观察患者呼吸情况及有无出血征象，并做好护理记录。

颈侧切开排脓者保持引流管的有效引流，并观察和记录引流液的性质和量。

2.呼吸道护理：保持呼吸道通畅，及时清除口腔内的血性分泌物或脓液，以防窒息。

3.病情观察：病情观察主要有如下内容：

1）评估是否有呼吸困难及呼吸困难的程度。

2）咽部肿胀情况及脓肿是否发生破溃。

余参照咽喉部急性炎症病情观察。

4.口腔护理：保持口腔清洁，给予漱口液含漱。

余参照咽喉部急性炎症护理常规。

【健康指导】

1.定期复查。

2.注意锻炼身体，增强体质，预防感冒。

3.饮食宜清淡、易消化。

第十节　反流性咽喉炎

【概述】

反流性咽喉炎（laryngo pharyngeal reflux，LPR）是指酸性或（和）碱性胃内容物非生理性逆流至咽喉、气管、支气管、鼻，甚至中耳，并引起相应临床症状的一类疾病的总称。反流性咽喉炎分为单纯性反流性咽喉炎和混合性反流性咽喉炎，其中混合性即合并胃食管反流病。

【护理常规】

1. 休息与活动：注意卧床休息，根据病情适当活动。

2. 体位：清醒时最有效的体位为直立位和坐位。睡眠时保持右侧卧位，将床头抬高 20~30cm，以促进胃排空，减少反流频率及反流物吸入。

3. 饮食护理：定时进餐，细嚼慢咽，少食多餐。白天进餐后不宜立即卧床。晚餐不宜饱食，睡前 3 小时不宜进食。避免高脂食物、巧克力、咖啡、浓茶等。每次反酸过后，宜喝少许温开水，每次饮水量不宜超过 200ml，宜少量多次。戒烟、禁酒。

4. 病情观察

1）反酸、嗳气等及反流物刺激食管引起的症状，包括烧心、胸痛、吞咽困难等。

2）密切观察咳嗽、哮喘、咽喉不适等症状。

3）进食与出现不适的关系。

5. 对症处理：避免长久增加腹压的各种动作和姿势，包括穿紧身衣及束紧腰带等，以减少反流的发生。

6. 心理护理：安慰患者及家属，缓解紧张心情。

【健康教育】

1. 避免三餐过饱、晚餐过多或夜宵。

2. 餐后勿立即卧床休息，休息时应适当抬高床头。

3. 戒烟，禁酒，少食辛辣食物、高油脂、高糖食物，减少柑橘、杨梅等其他酸性水果摄入。

4. 避免腰带系得过紧。

第十一节　阻塞性睡眠呼吸暂停低通气综合征

【概述】

阻塞性睡眠呼吸暂停低通气综合征（obstructive sleep apnea hypopnea syndrome，OSAHS）是指睡眠时上气道塌陷阻塞引起的呼吸暂停和通气不足，伴有打鼾、睡眠结构紊乱，频繁发生血氧饱和度下降及白天嗜睡等症状。本病以中年肥胖男性发病者居多。

【临床表现】

睡眠中打鼾是由于空气通过口咽部时使软腭振动引起。打鼾意味着气道有部分狭窄和阻塞，打鼾是 OSAHS 的特征性表现。这种打鼾和单纯打鼾不同，音量大，十分响亮，鼾声不规则，时而间断。OSAHS 患者表现为白天乏力或嗜睡。较重的患者常常夜间出现憋气，甚至突然坐起，大汗淋漓，有濒死感。夜间由于呼吸暂停导致夜尿增多，个别患者出现遗尿。由于缺氧，患者出现晨起头痛。其他症状包括脾气暴躁、智力和记忆力减退及性功能障碍等，严重者可引起高血压病、冠状动脉粥样硬化性心脏病、糖尿病和脑血管疾病。

【术前护理】

1. 协助检查：协助完善各项术前检查，尤其是多导睡眠监测和全身情况的检查，评估患者是否存在高血压病、高血脂病、糖尿病及心脏疾病等。

2. 治疗护理：遵医嘱给予睡眠时连续气道正压通气治疗3~5天，以纠正缺氧。

3. 物品准备：准备吸氧及吸痰设备、心电监护仪、气管切开包等急救用物。指导家属术前日准备冷流质饮食（冷纯牛奶、无渣的冰淇淋等），对于不能进食冷流质者饮食，可准备凉流质饮食。

4. 病情观察：监测生命体征（尤其是合并高血压病和心脏疾病的患者）。观察患者入睡后的血氧饱和度变化及鼾声大小。

5. 特殊处理：尽量不要安排患者在大病房，以免鼾声对其他患者造成影响。

6. 心理护理：入睡时打鼾对患者的生活和社交造成一定的影响，容易产生自卑情绪，护士应充分尊重患者，耐心向患者及家属讲解疾病相关知识及配合要点，解除患者及家属的紧张心理。

余同咽喉专科常见疾病一般护理之术前护理。

【术后护理】

1. 体位：全身麻醉者未清醒时给予去枕平卧，头偏向一侧；全身麻醉者完全清醒后，给予半卧位。

2. 饮食护理：术后无出血者，局部麻醉 2 小时、全身麻醉 4~6 小时后可进食冷流质饮食；次日如无特殊可改为半流质饮食；术后第 4 天起，若情况允许，可酌情进食软食；2 周内勿食过热、过硬食物；2 周后酌情改为普食，应避免酸辣、过硬、过热及刺激性食物。

3. 呼吸道管理：及时吸出口咽通气管或鼻咽通气管内分泌物，并稳妥固定；如有呼吸困难或出现大量分泌物者，随时做好气管切开的准备。

4. 病情观察

（1）呼吸、血压、血氧饱和度情况。

（2）观察唾液性状及倾听患者主诉，尤其是术后 24 小时内及术后第 6~8 天，要密切观察伤口是否有出血情况。

（3）伤口白膜颜色及覆盖情况。

（4）睡眠质量、鼾声是否改善。

（5）是否存在暂时性鼻咽反流。

5. 对症处理：伤口疼痛者给予冰敷颈部或口含冰块，疼痛难忍者遵医嘱使用止痛药。

余参照咽喉专科常见疾病一般护理之术后护理。

【健康指导】

1. 嘱患者控制体重，定期复查。

2. 注意锻炼身体，增强体质，预防感冒。

3. 饮食宜清淡、易消化。

第十二节　食管异物

【概述】

食管异物（foreign body in esophagus）指异物嵌顿于食管的狭窄处，以第一狭窄处为多见。

【临床表现】

1. 吞咽困难：吞咽困难与异物所造成的食管梗阻程度有关。

2. 异物梗阻感：若异物在胸段食管时可无明显梗阻感，或只有胸骨后异物阻塞感及隐痛。

3. 疼痛：上段食管疼痛最显著，常位于颈根部中央，吞咽时疼痛加重甚至不能转颈。

4. 涎液增多：涎液增多为一常见症状，颈段食管异物更为明显。

5. 反流症状：异物存留食管后可发生反流症状，其反流量取决于异物阻塞食管的程度和食管周围组织结构的感染状况，个别病人也可发生反射性呕吐。

6. 呼吸道症状：主要表现为呼吸困难、咳嗽、发绀等。

【术前护理】

1. 饮食护理：确诊后立即给予禁食、禁饮。

2. 休息与活动：给予严格卧床休息，禁止离开病房。

3. 协助检查

（1）协助完善常规检查和专科检查（间接喉镜检查、食管镜/胃镜检查、胸部 X 线片和食管造影检查），疑有食管穿孔者，禁止食管吞钡检查。

（2）必要时遵医嘱给予交叉配血。

（3）跟踪各项检查结果，了解异物的位置及是否存在食管周围炎、食管穿孔或纵隔脓肿。

4. 病情观察

（1）巡视患者频次按护理级别要求及患者实际情况而定。

（2）严密观察患者的病情变化，具体内容如下：

1）生命体征，尤其是体温变化。

2）局部有无疼痛，疼痛的部位及程度。

3）有无皮下气肿。

4）有无吞咽困难或吞咽时呛咳。

5）有无呕血及便血等症状。

5. 对症处理

（1）疑有食管穿孔者，遵医嘱留置胃管。

（2）建立静脉通路，必要时遵医嘱补液。

余参照咽喉专科常见疾病一般护理之术前护理。

【术后护理】

1. 饮食护理：无食管损伤者，术后 6 小时给予温凉流质或半流质饮食。食管损伤者给予禁食或遵医嘱给予鼻饲，7~10 天后经食管造影确认无食管瘘后方可进食流质或半流质饮食。

2. 病情观察同本疾病术前护理之病情观察。

余参照咽喉专科常见疾病一般护理之术后护理。

第十三节　气管、支气管异物

【概述】

气管、支气管异物（foreign body in trachea and bronchus）有内源性及外源性两类。前者为呼吸道内的假膜、干痂、血凝块、干酪样物等，后者为误入气管、支气管内的外界物质。通常所指的气管、支气管异物属外源性异物，是耳鼻咽喉头颈外科常见急症之一，多发于5岁以下的儿童，偶可发生于成人。临床表现为呛咳、呼吸急促、面色苍白或发绀等。一旦确诊，应立即行异物取出术。

【临床表现】

异物进入期：病人多于进食中突然发生呛咳、剧烈的阵咳及梗气，可出现气喘、声嘶、发绀和呼吸困难。若为小而光滑的活动性异物，如瓜子、玉米粒等，可在病人咳嗽时，听到异物向上撞击声门的拍击音，手放在喉气管前可有振动感。若为较大的异物，阻塞气管或靠近气管分支的隆凸处，可使两侧主支气管的通气受到严重阻碍，因此发生严重呼吸困难，甚至窒息、死亡。

异物安静期：若异物较小，刺激性不大，或异物经气管进入支气管内，则可在一段时间内，表现为咳嗽和憋气的症状很轻微，甚至消失，出现或长或短的无症状期，故使诊断易于疏忽。

刺激或炎症期：植物类气管异物，因含游离酸，故对气管黏膜有明显的刺激作用。豆类气管异物，吸水后膨胀，因此容易发生气道阻塞。异物在气道内存留越久，反应也就越重，初起为刺激性咳嗽，继而因气管内分泌物增多，气管黏膜肿胀，而出现持续性咳嗽、肺不张或肺气肿的症状。

并发症期：异物可嵌顿在一侧支气管内，久之，被肉芽或纤维组织包裹，造成支气管阻塞，易引起继发感染。长时间的气管异物，有类似化脓性气管炎的临床表现，咳痰带血、肺不张或肺气肿，引起呼吸困难和缺氧。

【急救护理】

采用海姆利希手法：

患者立位时，施救者立于患者耳后，双手臂环绕其腰部，令患者弯腰，头部前倾。施救者一手握拳，拳眼顶住患者腹部正中线脐上方两横指处，另一手紧握此拳，快速向内、向上冲击5次，患者配合术者，低头张口，以便异物排出，重复操作若干次，直到异物从喉部喷出。患者卧位时，先将其翻至仰卧位，使头偏向一侧，施救者跪跨于患者两胯处，以心肺复苏手式将手掌根部按于患者腹部（脐上、肋缘下区），以快速向上冲力挤压患者腹部。

小儿的现场急救：施救者一手抓住患儿双脚使其倒置，另一手大力拍击背部，使异物从声门脱落，解除呼吸道阻塞。若无效，可立即让患儿坐在施救者大腿上，面朝外，用两手的示指、中指合并成一个"垫"，放在患儿剑突下脐上方，快速轻柔地向后上方挤压，随即放松，如此反复数次，直到异物从喉部喷出。

上述方法无效时应立即准备急诊手术。若情况紧急，应做紧急环甲膜穿刺或切开，必要时行气管切开以保持呼吸道通畅。

【术前护理】

1.饮食护理：经急救处理未取出异物者立即给予禁食、禁饮，做好手术的准备。

2.休息与活动：严格卧床休息，减少活动量，禁止离开病房。

3.协助检查：完善各项常规检查和专科检查（胸部 X 线片检查、胸部 CT 检查、支气管镜检查）。需外出行必要的检查时，必须经过医生评估并有医护人员护送。病情不允许外出检查时，联系床边检查。

4.呼吸道管理：保持呼吸道通畅。婴幼儿避免拍背和摇晃，减少哭闹和不必要的刺激，必要时吸氧。

5.病情观察

（1）必要时，给予床边心电监护及血氧饱和度监测。

（2）严密观察患者生命体征，尤其是呼吸及血氧饱和度情况。

（3）有呼吸困难，立即报告医生并协助处理，做好护理记录。

6.对症处理：建立静脉通路；床边备好氧气、吸引设备、血氧监测仪、心电监测仪、气管切开包等急救物品。

7.心理护理：评估患者及家属的情绪和心理状态，讲解疾病相关知识及预后，使其积极配合诊疗活动，适当安慰患者。

余参照咽喉专科常见疾病一般护理之术前护理。

【术后护理】

1.体位：全身麻醉者清醒后给予半卧位。

2.休息与活动：术后当天给予卧床休息，少讲话，婴幼儿应避免哭闹。

3.饮食护理：麻醉清醒 6 小时后给予温凉流质或半流质饮食；怀疑有气管食管瘘者，给予禁食后遵医嘱留置胃管鼻饲。

4.对症处理：遵医嘱给予吸氧，氧流量及吸氧时间视病情而定。

5.病情观察

（1）了解术中情况，异物有无完全取出。

（2）术后当天，给予床边心电监护及血氧饱和度监测。

（3）严密观察患者病情变化，具体内容如下：

1）生命体征，尤其呼吸情况及血氧饱和度变化。如再次出现呼吸困难或血氧饱和度低等情况，应警惕喉水肿或气胸的发生。

2）有无发热、痰量增多等感染征象。

余参照咽喉专科常见疾病一般护理之术后护理。

第十四节　茎突综合征

【概述】

茎突综合征（styloid process syndrome）又称茎突过长、Eagle综合征、茎突神经痛。本病常见于成年人，表现为咽痛、咽部异物感、颈动脉压迫症状等，以单侧患病多见。患侧耳、咽及颈部持续或间断性疼痛。扁桃体窝可摸到一硬性突起，颈部正、侧位并张口 X 线摄片可见茎突过长（超过 2.5cm 以上）即可诊断此病。患者症状明显迫切要求手术者可采用手术方法，多采用经口咽扁桃体途径手术，或行颈外径路手术切短茎突。

【临床表现】

1. 咽部疼痛：起病缓慢，病史长短不一，常有扁桃体区、舌根区疼痛，常为单侧，多不剧烈，可放射到耳部或颈部，有时在吞咽、讲话、转头或夜间时加重。

2. 咽异物感或梗阻感：较为常见，多为一侧，如刺感、紧缩感、牵拉感等。吞咽时更为明显。

3. 颈动脉压迫症状：茎突方位过度向内偏斜时，多压迫颈内动脉，疼痛或不适感向上放射至头顶部或眼部；而向外偏斜者，则易压迫颈外动脉，疼痛或不适感多始于颈部（相当于扁桃体窝处），放射至同侧面部。

4. 其他：有时可有耳鸣、流涎、失眠等神经衰弱的表现，也可引起咳嗽。

【术前护理】

1. 饮食护理：给予低盐、低脂、高蛋白软食。

2. 体位：自由体位，颈部刺激症状明显时，限制头颈部过度活动。

3. 协助检查：协助完成各项常规检查和专科检查，包括听力检查、脑脊液检验、耳部和鼻部的内镜检查、CT、MRI 等。

4. 心理护理：部分患者咽部异物感较重，影响进食，要和患者解释病因，缓解其心理压力和紧张感。

余参照咽喉专科常见疾病一般护理之术前护理。

【术后护理】

1. 饮食护理：术后无出血者，局部麻醉 2 小时、全身麻醉 4~6 小时后可进食冷流质饮食；次日如无特殊可改为半流质饮食，应避免酸辣、过硬、过热及刺激性食物。

2. 对症处理：伤口疼痛者给予冰敷颈部或口含冰块，疼痛难忍者遵医嘱使用止痛药。

3. 病情观察

（1）生命体征、面色及主观感觉（包括咽部异物感、咽痛、耳鸣、流涎、咽部切口等情况）。

（2）经扁桃体入路手术的患者，要注意伤口出血情况。

（3）嘱患者避免咳嗽，轻轻吐出口腔分泌物，不要咽下，以便于观察分泌物的颜色及量。

（4）全身麻醉未醒者注意有无频繁吞咽动作等术区出血的表现。

（5）观察体温变化、伤口情况。

（6）注意保持口腔卫生，进食前后清水漱口，每日晨、晚用漱口液漱口。

【健康指导】

1. 定期复查。

2. 增强体质，锻炼身体，预防感冒。

3. 咽部异物感较重时，多由于精神紧张等因素引起，并无器质性病变，要和患者解释病情，缓解其心理压力。

第十五节　传染性单核细胞增多症

【概述】

传染性单核细胞增多症（infectious mononucleosis）主要是由EB 感染引起的急

性传染病。典型临床三联征为发热、咽峡炎和淋巴结肿大，可合并肝脾肿大，外周淋巴细胞及异型淋巴细胞增高。病程常呈自限性，多数预后良好，少数可出现噬血综合征等严重并发症。经口密切接触是本病的主要传播途径，如亲吻、共用餐具或咀嚼食物喂食婴儿；飞沫传播也有可能传播本病。

【临床表现】

本病的潜伏期不定，多为 10 天，儿童为 4~15 天，青年可达 30 天。多数患者有不同程度的发热，一般波动于 39℃左右，偶有 40℃者。发热持续 1 周左右，但中毒症状较轻。淋巴结肿大是本病特征之一，故又称"腺热病"。全身浅表淋巴结均可累及，颈部淋巴结肿大最常见，一般第 1 周就出现，第 3 周渐缩小。淋巴结一般分散无粘连，无压痛，无化脓。肠系膜淋巴结肿大时可引起相应症状如腹痛等。多数儿童患者出现咽痛、扁桃体肿大，陷窝可见白色渗出，偶可形成假膜。脾大常见，一般在肋下 2~3cm 可触及，同时伴有脾区疼痛或触痛。肝大多在肋下 2cm 以内，常伴有肝脏功能异常，部分患者有黄疸。有些患者会出现形态不一的皮疹，如丘疹、斑丘疹或类似麻疹及猩红热皮疹。

【护理常规】

1. 按照咽喉科疾病护理常规。

2. 饮食护理：给予低盐、高蛋白、富含维生素的温凉流质软食。避免烟、酒及辛辣刺激食物。

3. 急性期应卧床休息，脾脏显著肿大时应避免剧烈运动，以防破裂。

4. 用药护理

（1）对症治疗高热病人可用退热剂。咽痛者给予生理盐水漱口或润喉片含服。对体热高、咽痛剧烈者，应注意咽部继发细菌感染，可做咽拭子培养，并使用抗生素。

（2）并发心肌炎、严重肝炎、溶血性贫血或血小板减少并有出血者可考虑使用糖皮质激素。

（3）抗病毒治疗：更昔洛韦、干扰素早期治疗可缓解症状及减少口咽部排毒量，也可应用阿昔洛韦或 EB 病毒特异性免疫球蛋白进行治疗。

5. 疼痛护理

针对患者疼痛，要重视健康宣传；选择合理评估；尽早治疗疼痛；提倡多模式镇痛；注重个体化镇痛。

（1）非药物治疗：患者教育、物理治疗、分散注意力、放松疗法及自我行为疗法等。

（2）药物治疗：必要时可以选择非甾体类抗炎止痛剂。

6. 病原体可以通过空气飞沫、共用餐具、接吻、咀嚼喂食等途径传播，应加强对患者及其家属的宣教，做好手卫生，避免共用餐具等可能引起病原体传播的行为。

【健康指导】

1. 定期复查。

2. 增强体质，锻炼身体，预防感冒。

3. 本病通过空气飞沫传播，避免共用餐具，做好戴口罩等防护。

第七章　耳科疾病护理常规

第一节　耳郭畸形

【概述】

耳郭畸形（ear deformity）绝大部分都是由于先天性的原因引起的，如遗传，孕妇怀孕期间受到梅毒、病毒，特别是风疹病毒的感染，孕妇服用某些药物或患有代谢性、内分泌紊乱等疾病，或接触某些化学物质及放射线等，均可导致胎儿耳发育的畸形。

【临床表现】

包括小耳畸形、附耳、招风耳、杯状耳和耳垂畸形等。

【术前护理】

1.休息与活动：提供安静、清洁、舒适的环境，保持室内空气新鲜、流通，指导患者注意休息。

2.体位：勿压迫缺损的耳郭。

3.饮食护理：按医嘱指导进食高热量、高蛋白、高维生素、易消化食物。

4.协助检查：血常规、凝血时间、血生化及心电图、胸片等。检查听力、外耳道局部感染性病变；行耳部正、侧位照相并存档，以便术后对比。

5.病情观察：观察局部皮肤有无毛囊炎、疖肿等，如有异常及时报告医生处理，待炎症完全消除后再择期手术。咽部有炎症时不宜做中耳手术。

6. 呼吸道管理：注意保暖，避免受凉。患者应戒烟。指导患者进行有效咳嗽及呼吸功能训练。

7. 用药护理：术前晚难以入眠时，按医嘱给予安眠药。

8. 皮肤护理：术前 2~3 天，每天清洁外耳道及耳郭，去除污垢。术前 1 天剃除耳周 5~10cm 范围内的头发，取软肋骨为支架者剃除胸毛和同侧腋毛。

9. 心理护理：外耳缺损畸形直接影响容貌美观，患者由于面容畸形而容易产生自卑心理，求医心理迫切，手术期望值较高，因此，术前要和患者及家属做好沟通，了解他们对手术的疑虑，消除自卑心和忧虑，对手术有一个正确的认识，提高承担手术风险的意识，积极主动地配合治疗和护理。

【术后护理】

按麻醉护理常规护理。

1. 体位：术后麻醉清醒后可抬高头部，以减轻伤口出血；禁止患侧卧位，尤其是患者熟睡以后应加强巡视，避免患耳受压；指导患者避免剧烈活动，注意保护头部，避免碰撞，尽量避免大声谈笑。

2. 饮食护理：术后 6 小时可进食高蛋白半流质饮食或软食，避免进食坚硬食物，以免面部肌肉过度活动而牵拉手术部位致疼痛及影响再造耳成活。

3. 病情观察

（1）观察皮瓣血运，一般术后 3 天打开术区敷料，观察耳郭血循环、支架与覆盖组织贴合情况，并指导患者及家属学会观察皮肤血循环的方法，避免情绪激动。冬天注意皮瓣的保温。

（2）自体肋软骨移植者，注意观察有无呼吸困难、烦躁不安及缺氧等症状，鉴别气胸。

（3）观察伤口敷料渗血、渗液情况，头部绷带包扎是否牢固，若松脱应及时纠正。

（4）观察引流液的颜色、形状及量，准确记录。

4. 用药护理：按医嘱使用抗生素、扩张血管药物治疗。

5. 管道护理：保持有效负压吸引，保持管道通畅，防止引流管脱落。

【健康指导】

1.遵医嘱用药，定期复查。

2.嘱患者洗漱时保持伤口敷料清洁，避免潮湿，洗头时应取侧卧位，患侧向上，由他人帮助，遮挡伤口处，以避免潮湿。

3.指导患者养成良好的生活习惯，禁食辛辣、刺激性食物。

第二节　先天性耳前瘘管

【概述】

先天性耳前瘘管（congenital preauricular fistula）是胚胎时期形成耳郭的第1、2鳃弓的6个小丘样结节融合不良或第1鳃沟封闭不全而形成的盲道。瘘管继发感染时易形成脓肿，宜切开引流，应用抗生素治疗控制炎症。对瘘管反复感染者，可于感染控制后，行手术切除。

【临床表现】

常无症状。挤压时，可有少许黏液或皮脂样物从瘘口溢出。感染时，局部可肿痛或化脓。反复化脓者，局部可形成脓瘘或裂痕。

【术前护理】

1.用药护理：有合并感染时遵医嘱使用抗生素控制炎症。

2.病情观察：观察局部有无疼痛，瘘口周围皮肤有无红肿、脓肿形成，有无溢脓等。

3.皮肤护理：保持耳部及瘘口周围皮肤清洁，嘱患者勿自行挤压瘘管，以避免感染。术前一天剃净术耳周围5cm头发及毛发，并协助患者清洗头颈部。

4.物品准备：术前遵医嘱做好准备工作。

5.心理护理：了解患者的心理状态，向患者及家属说明术后可能会遗留瘢痕，做好心理疏导。

余参照耳专科常见疾病一般护理之术前护理。

【术后护理】

1.体位：全身麻醉者清醒后给予抬高床头15°~30°，平卧或健侧卧位。

2.休息与活动：术后平卧6小时后可下床活动。

3.饮食护理

（1）高蛋白、高维生素、高纤维素、低盐饮食。

（2）术后1~3天给予温凉的半流质饮食，3天后视情况逐渐过渡到软食或普通饮食。

4.病情观察：观察伤口敷料有无渗血、渗液，伤口周围皮肤有无红、肿、热、痛。

余参照耳专科常见疾病一般护理之术后护理。

【健康指导】

1.患者出院后，遵医嘱用药，在创面完全愈合前要定期复查。

2.患者保持生活规律，避免进食辛辣、刺激食物。

3.患者被允许洗头后，应取仰卧位，由他人协助洗头，用干净棉签堵塞耳道，防止水流入耳内。

第三节　耳外伤

【概述】

耳外伤（ear trauma）指因头部外伤、爆炸伤、手术不当等使外耳、中耳等受到间接或直接的外力冲击而导致外耳、鼓膜、颞骨等受伤、破裂。常见的外伤有耳郭撕裂伤、鼓膜外伤。主要表现为耳郭撕裂缺损、鼓膜穿孔、剧烈耳痛、耳鸣、耳内闷塞感和听力下降，或出现眩晕、恶心。甚至表现为耳出血或脑脊液耳漏。

【临床表现】

耳郭暴露于头颅两侧，易遭外伤。常见的耳郭外伤有挫伤、切伤、咬伤、撕裂伤、冻伤和烧伤。鼓膜外伤常见的原因是挖耳（火柴杆、发夹和毛线针等）和外耳道压力急剧变化（如炮震、高位跳水、打耳光等）。

【术前护理】

1. 体位：健侧卧位或平卧位，如有脑脊液耳漏则取头高位或半坐患侧卧位。

2. 治疗护理

（1）协助医生尽早处理伤口，清除耳道内的异物、污渍等，并做好清创缝合术的配合。

（2）有鼓膜穿孔者1个月内禁止滴入任何药液，可放置无菌棉球堵塞外耳道口防止外耳道进水，如有脑脊液耳漏者则严禁堵塞。

3. 病情观察

（1）巡视频次按护理级别要求及患者实际情况而定。

（2）具体观察内容主要包括如下几个方面：

1）生命体征。

2）有无伴随颅脑损伤及全身其他部位损伤，有无头痛、头晕、恶心、呕吐等表现。

3）耳郭损伤的程度、外耳道及耳周有无活动性出血及渗液。

4）有无听力下降、耳痛、眩晕、耳鸣、面瘫等症状。

5）外耳道、鼻腔有无清水样液体流出。发现异常时，及时报告医生并协助处理。

4. 心理护理：因本病常突然发生，患者和家属心理准备不足。护士应进行心理疏导，解释本病的治疗效果，调动其主观能动性，使之积极配合治疗及护理。

余参照耳专科常见疾病一般护理之术前护理。

【术后护理】

病情观察：严密观察患者的病情变化，具体内容如下：

（1）生命体征、耳郭皮肤缝合修复后的颜色、温度等血运情况。

（2）伤口渗血、渗液情况。

（3）有无面瘫、眩晕、恶心、呕吐等症状。

（4）听力情况。

（5）外耳道、鼻腔是否有分泌物流出。

余参照耳专科常见疾病一般护理之术后护理。

【健康指导】

1. 遵医嘱用药，定期复查。

2. 嘱患者洗漱时保持伤口敷料清洁，避免潮湿，洗头时应取侧卧位，患侧向上，由他人帮助，遮挡伤口处，以避免潮湿。

3. 指导患者养成良好的生活习惯，禁食辛辣、刺激性食物。

第四节　外耳道炎

【概述】

外耳道炎（otitis externa）是外耳道皮肤或皮下组织广泛的急慢性炎症，较为常见的是急性弥漫性外耳道炎。常见致病菌为金黄色葡萄球菌、链球菌、绿脓杆菌和变形杆菌。因外耳道局部环境的改变、外伤、中耳炎分泌物的持续刺激、全身性疾病使抵抗力下降，均可引起外耳道感染。

【临床表现】

外耳道炎急性者表现为耳痛，可流出分泌物，检查亦有耳郭牵拉痛及耳屏压痛，外耳道皮肤弥漫性红肿，外耳道壁上可积聚分泌物，外耳道腔变窄，耳周淋巴结肿痛，慢性者耳发痒，有少量渗出物，外耳道皮肤增厚、皲裂、脱屑、分泌物积存，甚至可造成外耳道狭窄。

【护理常规】

1. 饮食护理：建议患者多饮水，进食富含营养、清淡的流质或半流质饮食。

2. 休息与活动：注意休息，避免过度劳累。

3. 用药护理：根据医嘱准确用药。如耳痛剧烈，遵医嘱给予止痛药物。

4. 病情观察

（1）巡视频次按护理级别要求及患者实际情况而定。

（2）具体观察内容主要包括如下几个方面：

1）耳郭、外耳道皮肤有无充血、肿胀、糜烂、渗液。

2）鼓膜有无充血、穿孔。

3）耳周围淋巴结有无肿大。

4）有无发热。

5）外耳道有无分泌物及分泌物的性质、量等。

6）耳痛的性质、程度、持续时间。

7）有无耳鸣、眩晕、听力改变等症状。

5.治疗护理

（1）外耳道红肿早期可遵医嘱给予局部用药（如局部敷鱼石脂甘油）。

（2）外耳道有分泌物时，用3％过氧化氢溶液和外用 NS 清洁后，滴入抗生素滴耳液或涂抗生素软膏。教会患者或家属正确滴耳、涂耳的方法。

（3）当疖肿成熟后及时协助医生挑破脓头或切开引流。

6.心理护理：护士应评估患者的情绪状况、对疾病的认知程度及对疼痛的耐受程度等，做好解释工作，消除患者紧张、焦虑、恐惧心理。

【健康指导】

1.患者出院后遵医嘱用药，定期复查。

2.患者保持生活规律，避免挖耳等不良习惯。

3.耳痛、耳内有分泌物时，应立即就诊。

4.在未得到医生允许前禁止游泳。

5.指导患者养成良好的生活习惯，禁食辛辣、刺激性食物。

第五节　外耳道异物

【概述】

外耳道异物（foreign body entering ear）多见于小儿，以学龄前儿童为最多。常见的异物有豆类、小珠粒、石块、活动性昆虫类等。小而无刺激的非生物性异物可无症状或仅有轻度耳内不适；遇水膨胀的异物在耳道内很快引起肿痛或感染，疼痛剧烈，小儿会哭闹不停，并常以手抓患耳；昆虫等进入耳道，可引起疼痛、奇痒、噪声，甚至损伤鼓膜；异物刺激外耳道和鼓膜会引起反射性咳嗽或眩晕。

【临床表现】

因异物种类大小和部位而异。小而无阻塞、无刺激的异物，可长期存留无任何明显症状；较大异物或植物性异物可遇潮湿而膨胀，可能阻塞外耳道、影响听力及造成耳鸣等；严重者可致外耳道炎，出现耳痛，活动昆虫爬行骚动时可引起难以忍受的不适。触及鼓膜可致疼痛、耳鸣，甚至损伤鼓膜。

【护理常规】

1.病情观察

（1）巡视频次按护理级别要求及患者实际情况而定。

（2）具体观察内容主要包括如下几个方面：

1）异物的大小、形状、性质和部位。

2）有无出现耳痛、外耳道流液、流血、眩晕、听力改变等症状。

2.治疗护理：根据异物情况，协助医生用合适的器械和正确的方法取出异物。

3.心理护理：做好患者及家属的解释工作，简单说明取异物的过程、可能出现的不适及如何与医生配合，安抚好患儿，减轻其恐惧感，使治疗顺利进行。

4.手术护理：若需手术取出异物，参照耳专科常见疾病一般护理之术前、术后护理。

【健康指导】

1.指导患者及家属避免将异物放入外耳道。

2.如果异物进入外耳道时，不可自行用挖耳勺掏取异物，避免异物损伤鼓膜，及时就医。

第六节　外耳道肿物

【概述】

常见的外耳道肿物（goitre of external auditory canal）有外耳道胆脂瘤、乳头状瘤、耵聍腺瘤、恶性肿瘤等，可表现为耳道堵塞感、反复流脓、流血、耳痛等。

听力下降的程度取决于其堵塞外耳道及对中耳影响的程度。

【临床表现】

肿物阻塞外耳道会影响听力及造成耳鸣等，严重者可致外耳道炎，出现耳痛。肿物接近鼓膜可压迫鼓膜致耳鸣、眩晕。

【术前护理】

1.饮食护理：低盐饮食。多进食富含纤维素的新鲜蔬菜、水果。

2.体位：自由体位，侧卧时避免患耳受压。

3.休息与活动：卧床休息，避免低头、用力咳嗽、屏气、打喷嚏、用力擤鼻等动作。

4.协助检查：协助完成各项常规检查和专科检查，包括听力检查，脑脊液检验，耳部和鼻部的内镜检查、CT、MRI 等。

5.病情观察：严密观察患者的病情变化，具体内容如下：

（1）外耳道及鼻腔有无液体流出及流出液的性状及量；

（2）有无耳鸣、听力下降、耳内闷塞感等伴随症状；

（3）告知患者不可自行挖耳。观察外耳道肿物的大小、形状。

6.皮肤准备：术区周围 5cm 头发剃净，并协助患者清洁头颈部皮肤及头发。

7.对症处理：保持外耳道清洁，遵医嘱耳内滴药。

8.心理护理：正确评估患者的心理状态，必要时给予心理疏导。向患者解释肿物切除或活检术的目的、方法、术后的注意事项等。

余参照耳专科常见疾病一般护理之术前护理。

【术后护理】

1.体位：全身麻醉者清醒后给予抬高床头 15°～30°，取平卧或健侧卧位。

2.休息与活动：绝对卧床休息 7~10 天。在转换体位、转动头部时动作宜慢，避免牵拉引起疼痛。

3.饮食护理

（1）高蛋白、高维生素、高纤维素、低盐饮食。

（2）术后 1~3 天给予温凉的半流质饮食，3 天后视情况逐渐过渡到软食。

4. 病情观察

（1）监测生命体征，注意意识和瞳孔变化。

（2）观察伤口敷料渗血、渗液的性质和量。若敷料渗血、渗液范围持续增大或湿透，怀疑有伤口出血、脑脊液再漏时应及时报告医生处理。

（3）观察有无面瘫、眩晕、恶心、呕吐等症状。

（4）观察有无颅内压增高及颅内感染的征象，如剧烈头痛、喷射性呕吐、寒战、高热、颈部抵抗等。

（5）准确记录 24 小时出入量、动态监测血生化检验结果，注意有无水、电解质紊乱。

（6）发现异常情况，及时报告医生并协助处理，做好护理记录。

余参照耳专科常见疾病一般护理之术后护理。

【健康指导】

1. 患者出院后，遵医嘱用药，在创面完全愈合前要定期复查。

2. 患者保持生活规律，防止发生上呼吸道感染，避免中耳炎复发。

3. 嘱患者不可用力擤鼻。

4. 患者被允许洗头后，应取仰卧位，由他人协助洗头，用干净棉签堵塞耳道，防止水流入耳内。

5. 耳痛、耳内有分泌物时，应立即就诊。

6. 在未得到医生允许前禁止游泳。

第七节 分泌性中耳炎

【概述】

分泌性中耳炎（secretory otitis media，SOM）是以鼓室积液及传导性聋为主要特征的中耳非化脓性炎性疾病。本病表现为听力减退、耳痛、耳鸣和耳内闷塞感。鼓膜切开置管术是主要的治疗方法之一，其目的是清除中耳积液，改善中耳通气引流，促进咽鼓管功能的恢复。鼓膜置管的时间一般为 6~8 周，最长可达 1~2 年，不超过 3 年。

【临床表现】

以耳内闷胀感、耳内堵塞感、听力减退及耳鸣为最常见症状，常发生于感冒后，或在不知不觉中发生。有时头位变动可觉听力改善，有自听增强。部分患者有轻度耳痛，儿童常表现为听话迟钝或注意力不集中。

【术前护理】

1. 病情观察

（1）有无耳内闷塞感、耳鸣、耳痛等症状。

（2）听力改变情况。

2. 心理护理：本病病程长，病情易反复，患者易产生焦躁不安和失望情绪。应向患者家属解释本病的原因和治疗原则，介绍手术目的和配合要点，解除患者紧张心理。

参照耳专科常见疾病一般护理之术前护理。

【术后护理】

参照耳专科常见疾病一般护理之术后护理。

【健康指导】

1. 患者出院后，遵医嘱用药，在创面完全愈合前要定期复查。

2. 患者保持生活规律，防止发生上呼吸道感染，避免中耳炎复发。

3. 嘱患者不可用力擤鼻。

4. 患者被允许洗头后，应取仰卧位，由他人协助洗头，用干净棉签堵塞耳道，防止水流入耳内。

5. 耳痛、耳内有分泌物时，应立即就诊。

6. 在未得到医生允许前禁止游泳。

7. 鼓膜修补术后半年内禁止乘坐飞机。

8. 指导患者养成良好的生活习惯，禁食辛辣、刺激性食物。

第八节 急性化脓性中耳炎

【概述】

急性化脓性中耳炎（acute suppurative otitis media）是由细菌感染导致的中耳黏膜的急性化脓性炎症，常继发于上呼吸道感染，以耳痛、鼓膜充血、穿孔、流脓为主要特点。

【临床表现】

1. 咽鼓管阻塞期：鼓膜内陷，出现低调耳鸣，轻度传音性耳聋，小儿不能述说，但感耳内不适，影响正常玩耍，锤骨柄充血、突出，而位置较水平，短突翘起明显似骨刺，早期鼓室内有渗液，通过鼓膜偶可见到气泡或液平面，此期常被病人认为是感冒。

2. 化脓前期：鼓膜呈辐射状向心性充血，锤骨柄变成红色棒状，继之松弛部红肿外凸，很快整个鼓膜变红凸起。此期小儿出现高热、惊厥、摇头抓耳、哭闹不安，常有腹泻、呕吐，常被误诊为胃肠疾病；成人有明显耳鸣、耳聋和剧烈耳痛，发热达38℃~40℃。此期如积极进行有效的抗生素治疗，还可逐渐平复，否则即进入化脓阶段。

3. 化脓期：鼓室大量蓄脓，鼓膜极度外凸膨隆，锤骨形消失，有跳动性耳鸣、严重耳聋、剧烈耳痛，可放射到上颌牙齿和颞顶部，外耳道口后壁麦氏三角即乳突窦区有明显压痛，小儿高热，拒食躁动，出现面色灰白等中毒现象。

4. 消散期：感染4~5天后，鼓膜中心黄变坏死，最后穿破流脓，初为浆液，后为黏脓和纯脓，穿孔由中央小孔变成肾形大穿孔，一旦穿破流脓，除耳鸣、耳聋外，一切症状顿然消失，体温恢复正常，小儿可以吃乳入睡，成人可以正常工作。

【护理常规】

1. 饮食护理：给予易消化、富含营养、高热量饮食，保证水分的摄入。

2. 休息与活动：注意适当休息。

3. 用药护理

（1）遵医嘱准确使用抗生素控制感染。

（2）有发热者，可给予物理降温，遵医嘱使用退热药。

（3）全身症状严重者，可遵医嘱予增加补液及其他支持疗法。

（4）鼓膜穿孔前可遵医嘱予2％酚甘油滴耳液滴耳及鼻部，予类固醇激素类喷鼻剂喷鼻。

（5）鼓膜穿孔后可遵医嘱先以3％过氧化氢溶液和外用NS清洗外耳道脓液并拭净，局部予抗生素滴耳液滴耳。

（6）并发有上呼吸道感染或有鼻炎、鼻窦炎时，遵医嘱给予鼻腔黏膜收缩剂滴鼻或喷鼻，以利于咽鼓管引流。

4. 病情观察

（1）巡视频次按护理级别要求及患者实际情况而定。

（2）观察内容主要包括如下几个方面：

1）生命体征，尤其是体温变化。

2）外耳道分泌物的颜色、量、性质、气味。

3）耳后是否有红肿、压痛。

4）听力情况。

5）有无面瘫表现。

6）有无头痛、眩晕、耳鸣等，如出现恶心、呕吐、头痛剧烈、烦躁不安等症状时，应警惕颅内并发症的发生。

（3）发现异常及时报告医生，协助处理，并做好护理记录。

5. 心理护理：本病起病急，患者和家属易产生紧张和焦虑情绪。应向患者及家属解释本病的起因及预后，消除患者及家属不良情绪，使之积极配合治疗及护理。

【健康指导】

1. 患者出院后，遵医嘱用药，在创面完全愈合前要定期复查。

2. 患者保持生活规律，防止发生上呼吸道感染，避免中耳炎复发。

3. 嘱患者不可用力擤鼻。

4. 患者被允许洗头后，应取仰卧位，由他人协助洗头，用干净棉签堵塞耳道，防止水流入耳内。

5. 耳痛、耳内有分泌物时，应立即就诊。

6. 在未得到医生允许前禁止游泳。

7. 鼓膜修补术后半年内禁止乘坐飞机。

8. 指导患者养成良好的生活习惯，禁食辛辣、刺激性食物。

第九节　慢性化脓性中耳炎

【概述】

慢性化脓性中耳炎（chronic suppurative otitis media）是中耳黏膜、骨膜或深达骨质的慢性化脓性炎症，常见与慢性乳突炎合并存在。鼓室成形术是治疗该疾病的主要手术方法，其目的是清除中耳病灶、保存和重建中耳传音结构和功能。按听骨链的不同障碍程度与相应处理方式分类，分型可分为Ⅰ～Ⅴ型的鼓室成形术。

【临床表现】

流脓的性质和时间因病变轻重有所不同，轻者为黏脓性、间歇性，时好时坏；重者呈持续性，为黄稠脓液且有臭味。

急性发作中可有头痛、耳痛、头晕和发热，严重时可出现面瘫和脑膜炎等症状。

早期鼓膜为中央圆形或肾形穿孔，偶可见到松弛部及边缘部小穿孔，该区常由脓痂覆盖，很少流脓，如不仔细清除脓痂，易漏诊。

【术前护理】

1. 饮食护理：低盐饮食。限制饮水量，每次饮水不超过300ml，保持出入量平衡。多进食富含纤维素的新鲜蔬菜、水果。

2. 体位：自由体位。

3. 休息与活动：卧床休息，避免低头、用力咳嗽、屏气、打喷嚏、用力擤鼻等动作，外耳道有分泌物流出时，不可自行外耳道填塞。

4. 协助检查：协助完成各项常规检查和专科检查，包括听力检查，脑脊液检验，耳部和鼻部内镜检查、CT、MRI等。

5. 用药护理：对疑有颅内并发症者，禁止使用镇静、止痛类药物。

6. 病情观察：严密观察患者的病情变化，具体包括：

（1）外耳道分泌物的性状及量。

（2）听力情况。交流障碍者，可通过文字、肢体语言或家属协助手语进行交流。

（3）有无耳后红肿、压痛，有无面瘫、发热、耳痛、头痛、眩晕、恶心、呕吐等症状的发生。

（4）疑有颅内并发症者，应密切观察生命体征、神志、瞳孔等变化。

7. 皮肤准备：必要时剃光头。需植皮者准备大腿内侧或腹部皮肤。

8. 对症处理：保持外耳道清洁，禁止耳内滴药或进水。

余参照耳专科常见疾病一般护理之术前护理。

【术后护理】

1. 体位：全身麻醉者清醒后给予抬高床头 15°~30°，取平卧或健侧卧位。

2. 休息与活动

（1）全身麻醉者如无头晕、恶心、呕吐等症状，次日可床边活动。

（2）术后有颅内并发症或眩晕等症状者需绝对卧床休息。

（3）有眩晕者需绝对卧床休息，协助患者在床上大小便。指导患者，在转换体位、头部时动作宜慢，避免过度摇晃摆动头部。术后首次离床活动时速度一定要缓慢，并有人陪护。在眩晕发作时，应立即闭目平卧休息，停止活动，深呼吸。

3. 饮食护理：高蛋白、高维生素、高纤维素、低盐饮食。术后 1~3 天给予温凉的半流质饮食，3 天后视情况逐渐过渡到软食或普通饮食。

4. 用药护理

（1）遵医嘱使用抗生素类药物。

（2）疑有颅内并发症者，慎用止痛、镇静类药物。

余参照耳专科常见疾病一般护理之术后护理。

【健康指导】

1. 患者出院后，遵医嘱用药，在创面完全愈合前要定期复查。

2. 患者保持生活规律，防止发生上呼吸道感染，避免中耳炎复发。

3. 嘱患者不可用力擤鼻。

4. 患者被允许洗头后，应取仰卧位，由他人协助洗头，用干净棉签堵塞耳道，防止水流入耳内。

5. 耳痛、耳内有分泌物时，应立即就诊。

6. 在未得到医生允许前禁止游泳。

7. 鼓膜修补术后半年内禁止乘坐飞机。

8. 指导患者养成良好的生活习惯，禁食辛辣、刺激性食物。

第十节　急性乳突炎

【概述】

急性乳突炎（acute mastoiditis）是乳突气房黏骨膜特别是骨质的急性化脓性炎症，是急性化脓性中耳炎主要表现在乳突部位的急性炎症。本病主要发生于气化型乳突，常见于儿童，亦称为急性化脓性中耳乳突炎。急性乳突炎如未被控制，炎症继续发展，可穿破乳突骨壁，引起颅内外并发症。

【临床表现】

1. 急性化脓性中耳炎恢复期，3~4周时，耳痛不减轻，或一度减轻后又逐日加重；听力无好转甚至加重；耳流脓不减少甚至增多，引流受阻时流脓突然减少及伴同侧颞区头痛以及再次发热等全身症状，重者可达40℃以上，应考虑有本病之可能。儿童全身症状较重，可见高热、脉速、嗜睡、惊厥，常伴消化道症状，如呕吐、腹泻等。同时由于小儿岩鳞裂尚未闭合，且炎症可通过周围丰富的血管、淋巴管刺激邻近的脑膜，引起脑膜刺激征，称为假性脑膜炎，查脑脊液无异常改变有助于鉴别。

2. 乳突部皮肤轻度肿胀，耳后沟红肿压痛，耳郭耸向前外方。鼓窦外壁及乳突尖有明显压痛。

3. 骨性外耳道内段后上壁红肿、塌陷。鼓膜充血、松弛部膨出。一般鼓膜穿孔较小，穿孔处有脓液搏动，脓量较多。

【护理常规】

1. 饮食护理

（1）低盐、高蛋白、高维生素软食。

（2）多进食富含纤维素的新鲜蔬菜、水果。

2. 体位：自由体位、侧卧时避免患耳受压引起疼痛。

3. 休息与活动：卧床休息，避免低头、用力咳嗽、屏气、打喷嚏、用力擤鼻等动作。

4. 协助检查：协助完成各项常规检查（包括血生化、心电图、胸片等）和专科检查包括听力检查，耳部和鼻部内镜检查、CT、MRI 等。

5. 病情观察：严密观察患者的病情变化，具体内容如下：

（1）外耳道及鼻腔有无液体流出及流出液的性状及量；

（2）有无耳鸣、听力下降、耳内闷塞感等伴随症状；

（3）患者耳痛程度及是否可以耐受，必要时及时通知医生处理，并做好护理记录。

6. 对症处理

（1）无鼓膜穿孔时：① 2% 苯酚甘油滴耳，可消炎止痛，但鼓膜穿孔后禁用；②鼓膜切开术适用于鼓膜明显膨出，或穿孔小无法通畅排脓等。

（2）有鼓膜穿孔时：①先用 3% 双氧水彻底冲洗外耳道脓液，然后擦干；②滴入氧氟沙星滴耳液等抗生素滴耳液；③脓液减少或炎症消退后，可用甘油或酒精制剂滴耳。

7. 心理护理

（1）评估患者的情绪状态，给予针对性的心理疏导。

（2）向患者说明保持情绪稳定的重要性，使其保持良好的心态，避免情绪激动。

余参照耳专科常见疾病一般护理之术前护理。

【健康指导】

1. 预防急性乳突炎的发生，在于积极、及时地治疗急性中耳炎。

2. 急性乳突炎发生后，在一定时间内将自行溃破，向外扩展，应及时去医院施行单纯乳突凿开术，将其中耳、乳突处的化脓物质引流清除干净，以防向外扩展形成耳后脓肿，向内扩展形成脑膜炎等颅内并发症。

3.应提高病人身体素质，加强营养，提供充足的蛋白质与维生素饮食，增强抵抗力，保持敷料整洁直至伤口愈合。

第十一节　耳源性并发症

【概述】

耳源性并发症（otogenic complications）是由于中耳、乳突解剖上的特殊性，急慢性中耳乳突炎极易向邻近或远处扩散，从而导致的各种并发症。本病可分为颅内并发症和颅外并发症。颅内并发症包括硬脑膜外脓肿、化脓性脑膜炎、乙状窦血栓性静脉炎、脑脓肿、硬脑膜下脓肿；颅外并发症包括耳后骨膜下脓肿、颈部贝佐尔德脓肿、岩尖炎、岩锥炎、周围性面瘫。其治疗原则：手术清除中耳乳突的病灶，通畅引流，控制感染，有颅内高压者应先降颅压、抢救生命。

1.颅内并发症护理

【护理常规】

（1）对症处理

1）将患者安置在监护病房或近护士站的床位，以便于抢救和观察。

2）备好抢救物品如吸氧、吸痰、气管切开用物等。

（2）饮食护理：给予高热量、易消化的流质或软食。

（3）休息与活动：给予卧床休息，尽量减少下床活动。

（4）体位：给予头高位或半坐卧位。

（5）协助检查：协助完成各项常规检查和专科检查。

（6）用药护理

1）遵医嘱正确使用药物。

2）禁用散瞳药，如阿托品类药物。

3）遵医嘱使用脱水剂时，注意防止药物外渗。准确记录出入量，注意有无水、电解质的紊乱。

（7）病情观察

1）病情不稳定者，至少每 15~30 分钟巡视 1 次；病情稳定者按护理级别要求及患者实际情况巡视患者。

2）严密观察患者的病情变化，具体如下：①生命体征、意识、瞳孔变化；②有无剧烈头痛、恶心、呕吐等颅内压增高症状；③有无颈部抵抗等脑膜刺激征阳性体征，有无烦躁不安或表情淡漠等精神变化；④外耳道分泌物性质、量；⑤听力情况；⑥有无面瘫、眩晕、耳鸣、恶心、呕吐等症状。

（8）皮肤准备：做好急诊手术的准备。患者剃光头，有特殊情况遵医嘱准备。

（9）心理护理：因患者对疾病认识不足，病情变化快，多有恐惧、绝望心理。护士应多与患者沟通，及时对其进行心理疏导，讲解疾病的有关知识，鼓励其积极配合治疗。

（10）需进行腰穿检查者，按腰穿术护理常规进行处理。

（11）发热者，按发热护理进行处理。

（12）昏迷者，按昏迷护理进行处理。

（13）需行脑脓肿引流者，按相应护理常规进行处理。

余参照耳专科常见疾病之"一般护理"。

2. 颅外并发症护理

【护理常规】

病情观察：

（1）巡视频次按护理级别要求及患者实际情况而定。

（2）观察内容主要包括如下几个方面：①外耳道分泌物的性状及量；②听力情况；③有无耳鸣、眩晕、恶心、呕吐等症状；④有无耳痛，耳后和颈部红肿、压痛，发热等；⑤有无面瘫表现。

余参照耳专科常见疾病之一般护理。

第十二节　耳硬化症

【概述】

耳硬化症（otosclerosis）是内耳骨迷路发生反复的局灶性吸收并被富含血管和

细胞的海绵状新骨所代替，继而血管减少，骨质沉着，形成骨质硬化病灶而产生的疾病。本病好发于前庭窗前区和圆窗边缘。各期镫骨硬化症以手术治疗为主，包括镫骨撼动术、镫骨部分或全部切除术、人工镫骨术和内耳开窗术。

【临床表现】

耳硬化症的发病率与人种有很大关系，白种人发病率高，黑种人发病率低，黄种人介于两者之间。发病年龄以中青年较多。①耳聋：双耳或单耳渐进性听力下降是本病的主要症状。②耳鸣：20%~80% 的病人伴有耳鸣。耳鸣多为低频性、持续性或间歇性，后期可出现高频性耳鸣。③韦氏误听现象：患者在一般环境中分辨语音困难，在嘈杂环境中听辨能力反而提高，这种现象称为韦氏误听。④眩晕：少数病人在头部活动时出现短暂的轻度眩晕。

【术前护理】

1. 病情观察：观察患者听力情况及有无耳鸣、韦氏误听、眩晕等症状。

2. 心理护理：由于进行性听力下降对患者的生活、工作产生负性影响，护士应正确评估患者的情绪状态，必要时给予心理疏导。告知患者本病的治疗配合要点，鼓励患者积极面对。

余参照耳专科常见疾病一般护理之术前护理。

【术后护理】

1. 休息与活动：48 小时内绝对卧床，头部制动。患者离床活动时必须有人陪同，且动作要缓慢，避免过度晃动和撞击头部。

2. 病情观察：重点观察有无面瘫、眩晕、眼球震颤、恶心、呕吐等症状。

参照耳专科常见疾病一般护理之术后护理。

【健康指导】

1. 遵医嘱用药，定期复查。

2. 嘱患者洗漱时保持伤口敷料清洁，避免潮湿，洗头时应侧卧位，患侧向上，由他人帮助，遮挡伤口处，以避免潮湿。

3. 指导患者养成良好的生活习惯，禁食辛辣、刺激性食物。

第十三节　感音神经性聋

【概述】

感音神经性聋(sensorineural deafness)是指内耳听毛细胞、血管纹、螺旋神经节、听神经或听觉中枢的器质性病变阻碍声音的感受与分析而影响声音信息的传递引起的听力减退甚至听力丧失。人工耳蜗植入术是治疗重度或极重度感音神经性聋的方法之一，它利用一种特殊的声—电转换人工装置，将环境中的机械声信号转换为电信号，并将电信号传入患者耳蜗，刺激患耳残存的听神经而使患者产生某种程度的听觉，从而帮助其获得或恢复部分听觉。

【临床表现】

高频听力损失：常发生于感音神经性耳聋患者，病人难以听清高频辅音如 c、s、x、q、j 等。

言语理解力差：往往觉得别人说话含糊不清。

重振现象：蜗性感音神经性耳聋患者有重振现象。他们可能听不见中等强度的声音，但如果声音强度再增加一点，他们又觉得难以忍受。

耳鸣：感音神经性耳聋患者常有耳鸣，多先于耳聋出现。耳鸣为高频声，常为单侧，有时虽然双侧都有，但只注意到较重的一侧。

眩晕：由于内耳中的前庭病变所致的错觉。眩晕发作时，患者常自觉周围的景物都在旋转。

【术前护理】

1.协助检查：协助完成各项常规检查和专科检查，如纯音测听（助听听阈）、声阻抗、听性脑干反应、耳声发射、多频稳态反应、耳蜗电图、硬性耳内镜检查、耳部 CT、耳部 MRI 等。如小儿不配合检查，可遵医嘱使用镇静剂。

2.皮肤准备：小儿可剃光头发。

3.心理准备

（1）评估患者和家属对听力恢复的期望值及心理状态，给予针对性的心理疏导。

（2）由于患者存在听力障碍，护士可借助各种沟通工具及沟通方法，与其进行充分沟通。

（3）介绍成功个案，鼓励患者及家属积极配合治疗。

余参照耳专科常见疾病一般护理之术前护理。

【术后护理】

1.休息与活动

（1）术后静卧 1~3 天，避免头部剧烈运动和下颌运动。

（2）术后第 2~3 天无眩晕等不适可在床边活动，但注意不要过猛、过快转动头部。

（3）限制跑、跳等剧烈运动，避免碰撞术耳。

2.伤口护理：保持伤口干燥、清洁，勿搔抓，以防感染。

余参照耳专科常见疾病一般护理之术后护理。

【健康指导】

1.患者出院后，遵医嘱用药，定期复查。

2.眩晕发生时要就地蹲下或坐下，避免摔伤。

3.给予清淡、低盐、高蛋白饮食。

4.控制血糖、血脂在正常范围。

5.患者保持生活规律，防止发生上呼吸道感染。

6.避免进入噪音环境。

7.指导患者养成良好的生活习惯，禁食辛辣、刺激性食物。

第十四节 梅尼埃病

【概述】

梅尼埃病（meniere's disease，MD）是一种原因不明，以膜迷路积水为病理基础，以发作性眩晕、波动性耳聋、耳鸣、耳内胀满感为临床特征的内耳疾病。治疗上以对症处理为主。

【临床表现】

1.眩晕：往往无任何先兆而突然发作的剧烈旋转性眩晕，常从梦睡中惊醒或于晨起时发作，患者自诉周围物体绕自身旋转，闭目时觉自身在空间旋转，患者常呈强迫体位，不敢稍动，动则可使眩晕症状加重，在发病期间神志清楚，发作时有恶心、呕吐、出冷汗、颜面苍白及血压下降等症状，数小时或数天后，眩晕症状逐渐消失。

2.听力障碍：听力为波动性感音性耳聋，在早期眩晕症状缓解后，听力可大部或完全恢复，可因多次反复发作而致全聋，部分病人尚有对高音听觉过敏现象。

3.耳鸣：为症状发作之前可能有先兆，耳鸣为高音调，可能轻重不一，发作停止，耳鸣可逐渐消失。

4.同侧头及耳内闷胀感，多数病人有此症状，或感头重脚轻。

【护理常规】

1.饮食护理：给予高蛋白、高维生素、清淡、低盐、低脂肪饮食，适当限制饮水量。

2.休息与活动：急性发作时患者应卧床休息，保持充足睡眠。

3.协助检查：协助完成各项常规检查和专科检查，如听力检查、CT、MRI 等。有眩晕症状或服用镇静药的患者，外出检查时要有人陪同。

4.用药护理

（1）遵医嘱准确使用改善微循环、减轻膜迷路积水等药物。

（2）失眠患者，可遵医嘱予镇静剂。

（3）禁用耳毒性的药物，如庆大霉素、链霉素、阿米卡星等。

5.病情观察

（1）巡视频次按护理级别要求及患者实际情况而定。

（2）观察内容主要包括如下几个方面：

1）眩晕发作的次数、持续时间、患者的自我感觉、意识、面色等，是否有恶心、呕吐、眼震等伴随症状。

2）发作前后有无耳鸣、听力变化。

3）药物疗效和不良反应。

4）睡眠情况。

6. 安全护理

（1）有眩晕症状或服用镇静药的患者，应做好跌倒风险评估，并落实相应安全防护措施。

（2）告知患者起床时动作要缓慢，下床活动时要有人搀扶，外出活动要有人陪同。

（3）眩晕发作期间绝对卧床休息。有特殊需要离床时，需经护理人员评估并有人陪伴。

7. 心理护理

（1）耐心向患者讲解本病的有关知识及配合要点，尽量消除其思想负担。

（2）对久病、痰病频繁发作伴神经衰弱者多做解释工作，鼓励其乐观面对，增强信心。

【健康指导】

1. 患者出院后，遵医嘱用药，定期复查。

2. 眩晕发生时要就地蹲下或坐下，避免摔伤。

3. 给予清淡、低盐、高蛋白饮食。

4. 控制血糖、血脂在正常范围。

5. 患者保持生活规律，防止发生上呼吸道感染。

6. 指导患者养成良好的生活习惯，禁食辛辣、刺激性食物。

第十五节　突发性耳聋

【概述】

突发性耳聋（sudden deafness，SD）是指突然发生的感音神经性听力损失，通常在 1~2 天内即可达到耳聋最高峰乃至全聋。其病因不明，可能因病毒感染与耳内循环有关；也可因精神紧张、情绪激动、气温改变、过度疲劳和内分泌失调等使自主神经功能紊乱引起内耳微血管收缩，导致微循环障碍、内耳缺血缺氧、听觉器官受损。其治疗原则是早期发现，早期诊断，早期治疗，争取恢复或部分恢复已丧失的听力。

【临床表现】

多在晚间或晨起时发病，起初感到单耳低频或高频耳鸣，数小时后发觉突然听力下降，由部分耳聋到完全性耳聋，可经历数小时或数日，约有半数病人伴有眩晕，感到患耳侧旋转，重者有恶心、呕吐，耳聋程度常与眩晕轻重程度呈正相关，1 周内眩晕即可逐渐消失。约有 1/3 病人听力在 1~2 周内亦可逐渐恢复，如 1 个月后听力仍不恢复，多将发展为永久性感音性耳聋。

【护理常规】

1. 饮食护理：进食高蛋白、高维生素、清淡、低盐、低脂肪饮食。

2. 休息与活动：患者应充分休息 7~10 天，保证睡眠充足。

3. 协助检查：协助完成各项常规检查和专科检查，如听力检查、CT、MRI 等。对有头晕症状或服用镇静药者，外出检查时必须有人陪同。

4. 用药护理

（1）遵医嘱准确使用药物。

（2）使用血管扩张药物治疗时，补液滴注速度不宜过快，防止出现类似于静脉炎的不良反应。

（3）使用大剂量类固醇激素时，注意观察患者有无胃肠道反应、肝功能异常等情况。

（4）使用溶栓剂时，要动态检测凝血功能。注意观察大小便颜色、有无皮下出血点及瘀斑，嘱患者于输液、抽血后按压穿刺口时间要延长至 5~10 分钟。

（5）禁用耳毒性的药物，如庆大霉素、链霉素、阿米卡星等。

5. 病情观察

（1）巡视频次按护理级别要求及患者实际情况而定。

（2）观察内容主要包括如下几个方面：

1）听力情况，有无耳鸣、眩晕、恶心、呕吐等伴随症状。

2）药物的疗效及药物不良反应。

3）患者的心理、睡眠情况。

（3）发现异常，及时报告医生，并做好记录。

6. 安全护理：

（1）有眩晕症状或服用镇静药的患者，应做好跌倒风险评估，并落实相应安全防护措施。

（2）告知患者起床时动作要缓慢，下床活动时要有人搀扶，外出活动时要有人陪同。

（3）眩晕发作期间绝对卧床休息。有特殊需要离床时，需经护理人员评估并有人陪伴。

7. 对症处理

（1）对听力损失在中重度以上的患者，指导其按需选择佩戴助听器。

（2）失眠患者，遵医嘱适当使用镇静剂。

8. 心理护理：耐心向患者讲解本病的有关知识及配合要点，对于听力障碍严重影响沟通的患者，应选择合适的沟通交流方法，如使用书写板、沟通卡片等。

【健康指导】

1. 患者出院后，遵医嘱用药，定期复查。

2. 伴发眩晕发生时要就地蹲下或坐下，避免摔伤。

3. 给予清淡、低盐、高蛋白饮食。

4. 控制血糖、血脂在正常范围。

5. 患者保持生活规律，防止发生上呼吸道感染。

6. 避免进入噪音环境。

7. 指导患者养成良好的生活习惯，禁食辛辣、刺激性食物。

第十六节　听神经瘤

【概述】

听神经瘤（acoustic neuroma）是小脑脑桥角处最常见的良性肿瘤。早期症状为耳鸣、听力减退和眩晕。随着肿瘤逐渐增大，压迫周围结构而累及第Ⅴ、Ⅶ、Ⅷ、Ⅸ、Ⅹ、Ⅺ脑神经功能而出现相应的临床症状。本病应尽早手术，完全切除肿瘤为本病的治疗原则。

【临床表现】

1.耳鸣或发作性眩晕，一侧听力进行性减退至失聪。

2.进食呛咳，声嘶，咽反射消失或减退，同侧角膜反射减退或消失，面瘫等。

3.走路不稳，眼球水平震颤，肢体运动共济功能失调。

4.头痛，呕吐，视乳头水肿。

【术前护理】

1.协助检查：协助完成各项常规检查及专科检查，如听力检查、耳内镜检查、面肌电图、耳部 CT、耳部 MRI 等。

2.病情观察：严密观察患者的病情变化，具体观察内容如下：

（1）听力情况。

（2）有无耳鸣、眩晕、步态不稳等症状。

（3）有无面部感觉异常、麻木等症状。

（4）有无剧烈头痛、恶心、喷射性呕吐等颅内压增高症状。

3.皮肤准备：术区备皮范围为耳上 10cm 左右，必要时剃光头。需植皮、取筋膜或取脂肪时，应准备腹部或大腿内侧皮肤。

4.特殊准备：术前 1 天指导患者练习床上排便，术晨留置尿管。

5.心理护理：评估患者的心理状况，对有焦虑、恐惧等心理的患者给予关注，及时给予心理疏导，介绍成功个案，鼓励患者积极配合治疗和护理。

余参照耳专科常见疾病一般护理之术前护理。

【术后护理】

1.体位：全身麻醉者清醒后，头高卧位，抬高床头 15°～30°。

2.休息与活动：绝对卧床休息 7~10 天，有眩晕、颅内并发症者适当延长卧床休息时间。

3.饮食护理：有吞咽困难、饮水呛咳者，暂停经口进食，给予留置鼻饲管供给营养。

4.用药护理

（1）遵医嘱正确使用药物。

（2）慎用止痛、镇静类药物。

（3）遵医嘱使用脱水剂时，注意防止药物外渗。准确记录出入量，注意有无水、电解质的紊乱。

5. 病情观察

（1）术后 48 小时内应将患者安置在监护病房或近护士站的床位，以方便观察和抢救。备好抢救物品如吸氧、吸痰、气管切开用物等。

（2）麻醉未清醒或病情不稳定者，每 15~30 分钟巡视 1 次；清醒后病情稳定者，术后 48 小时内至少每小时巡视 1 次；护理级别更改后按护理级别要求巡视。

（3）严密观察患者的病情变化，具体内容包括：

1）患者意识、生命体征、瞳孔及肢体活动情况，如出现意识障碍逐渐加重、意识清醒后突然或逐渐昏迷、呼吸困难、高热、血压升高及肢体强直等情况，警惕颅内出血。如一侧瞳孔散大，对光反射迟钝或消失，提示有脑疝形成的可能。

2）有无颈部抵抗等脑膜刺激征阳性体征，有无烦躁不安或表情淡漠等精神变化。

3）伤口敷料有无渗血、渗液情况，有无松脱；若伤口敷料渗血、渗液范围持续增大或呈水样湿透，应考虑有伤口出血或脑脊液漏的可能。

4）患者听力情况，是否有面瘫、眩晕、声音嘶哑等症状。

5）引流管是否通畅、固定，引流液的性状及量。

6）外耳道、鼻腔是否有澄清液体流出，如有，则提示有脑脊液漏的可能。

7）受压皮肤情况，尤其是骶尾部、肩胛部、健侧耳郭等处。

6. 对症处理：如有便秘，则使用缓泻剂。

7. 管道护理：妥善固定各引流管，保持通畅，每班记录引流量。

余参照耳专科常见疾病一般护理之术后护理。

【健康指导】

1. 定期复查。

2. 患者保持生活规律。

3. 嘱患者不可用力擤鼻。

4. 患者被允许洗头后，应取仰卧位，由他人协助洗头，用干净棉签堵塞耳道，防止水流入耳内。

5. 耳痛、耳内有分泌物时，应立即就诊。

6. 在未得到医生允许前禁止游泳。

7. 指导患者养成良好的生活习惯，禁食辛辣、刺激性食物。

第十七节　中耳癌

【概述】

中耳癌（middle ear cancer）是一种原发于中耳或邻近器官侵犯中耳或远处转移到中耳的恶性肿瘤。病理上以鳞状细胞癌最常见。常见的临床症状是耳道流脓血性分泌物，伴有耳痛和头痛、听力下降、面瘫、张口困难、眩晕等，可侵犯和破坏颅底和颅内的结构，使相应的脑神经受累。主要的治疗方法是手术辅以放射治疗。

【临床表现】

1. 出血：最早的症状为耳道出血或有血性分泌物，是中耳癌的一个重要信号。晚期癌肿侵袭骨质，破坏血管，可发生致命性大出血。

2. 耳痛：早期仅有耳内发胀感，稍晚出现疼痛，晚期疼痛剧烈，疼痛的特点是持续性耳道深部刺痛或跳痛，并向患侧颞颔部、面部、耳后、枕部和颈侧部放射，在夜间和侧卧时加重。

3. 听力减退/耳聋：多数患者因原有中耳炎所致的耳聋，故不引起重视。早期为传导性耳聋，晚期迷路受侵犯后为混合性聋，多伴耳鸣。

4. 张口困难：早期可因炎症、疼痛而反射性引起下颌关节僵直，晚期则多因癌肿侵犯下颌关节、翼肌、三叉神经所致。

5. 神经症状：癌肿侵犯面神经可引起同侧面神经瘫痪，侵犯迷路则引起迷路炎及感音神经性耳聋，晚期可侵犯第Ⅳ、Ⅴ、Ⅹ、Ⅺ、Ⅻ颅神经，引起相应症状，并可向颅内转移。

6. 颈淋巴结肿大：颈淋巴结转移可发生于患侧或双侧。

7. 晚期内脏或骨骼也可能发现转移性病灶。

【术前护理】

1. 协助检查：协助完成各项常规检查及专科检查，如听力检查、耳内镜检查、面肌电图、耳部 CT、耳部 MRI、肿物病理活检等。

2. 用药护理：怀疑有颅内并发症时忌用镇静剂、镇痛剂，禁用阿托品类药物。

3. 对症处理：有眼睑闭合不全者，遵医嘱每天使用滴眼液滴眼，以保持眼球湿润；睡眠前使用抗生素眼膏涂眼及消毒纱布包眼，以保护角膜。

4. 皮肤准备：术区备皮范围为耳上 5~10cm，必要时剃光头。需要植皮、取脂肪时，应准备腹部或大腿内侧皮肤。

5. 病情观察

（1）生命体征，必要时观察意识、瞳孔情况。

（2）外耳道分泌物的性状及量。

（3）听力情况。

（4）是否有耳痛、头痛、眩晕、恶心、呕吐等症状。如有头痛，注意头痛的部位、程度、持续时间和伴随症状。

（5）有无面瘫表现。

（6）有无张口困难、复视、吞咽困难、声音嘶哑、伸舌偏斜等脑神经受累的表现。发现异常及时报告医生并协助处理，同时做好护理记录。

6. 心理护理：评估患者的心理状态，多与患者交流，给予心理疏导。介绍成功个案，鼓励患者积极配合治疗和护理。

余参照耳专科常见疾病一般护理之术前护理。

【术后护理】

1. 休息与活动：静卧 2~3 天。有颅内并发症和眩晕者术后需延长卧床时间。有脑脊液漏修补者按相应护理常规护理。

2. 用药护理

（1）遵医嘱及时准确使用药物。

（2）疑有颅内并发症时，禁用镇痛、镇静类药物。

（3）遵医嘱使用脱水剂，注意防止外渗。准确记录出入量，注意有无水、电解质平衡的紊乱。

3. 病情观察

（1）生命体征、血氧饱和度、意识、瞳孔变化等。

（2）伤口敷料渗血、渗液情况，有无松脱、移位，敷料是否包扎过紧等。

（3）引流管是否固定通畅，引流液的性状及量。

（4）有皮瓣移植者注意观察皮瓣的颜色、温度、血运情况。

（5）全身受压皮肤情况，尤其是骶尾部、肩胛部、健侧耳郭等处。

（6）有无面瘫、眩晕、恶心、呕吐等症状。

（7）有无颅内压增高及颅内感染的征象，如剧烈头痛、喷射性呕吐、寒战、高热、颈部抵抗等。

4. 对症处理

（1）有疼痛的患者，评估疼痛的性质、程度、部位与持续时间，必要时遵医嘱使用止痛药。

（2）外耳道禁止进水，淋浴或洗头时用干棉球塞住外耳道。

5. 管道护理：各引流管妥善固定，保持通畅，每班记录引流量。

6. 心理护理：密切关注患者的心理变化，给予相应的心理疏导。

余参照耳专科常见疾病一般护理之术后护理。

第十八节　周围性面瘫

【概述】

周围性面瘫（peripheral facial paralysis）又称Bell麻痹或面神经炎，为面神经管内面神经的非特异性炎症引起的周围性面肌瘫痪。一般症状是口眼㖞斜，无法完成抬眉、闭眼、鼓嘴等动作。它是一种常见病、多发病，任何年龄均可发病，男女发病率相近，绝大多数为一侧性，双侧者甚少。通常起病急，于数小时或1~2天内达高峰。病初可有下颌角或耳后疼痛。主要症状为一侧面部表情肌瘫痪，额纹消失，不能皱眉，眼裂闭合不全，试闭眼时，瘫痪侧眼球向上外方转动，露出白色巩膜，称贝尔现象。病侧鼻唇沟变浅、口角下垂，露齿时歪向健侧，因口轮匝肌瘫痪而鼓气或吹口哨时漏气，因颊肌瘫痪而食物易滞留于病侧齿颊之间。病变在鼓索参与面神经处以上时，可有同侧味觉丧失。

【临床表现】

1. 急性起病，数小时或 1~3 天症状达到高峰，病初可伴耳后乳突区、耳内或下颌角疼痛。

2. 一侧面部表情肌瘫痪为突出表现，口角㖞斜，流涎，讲话漏风，鼓腮和吹口哨漏气，食物滞留于病侧齿颊之间。

3. 可伴有味觉丧失，唾液减少，听觉过敏，患侧乳突部疼痛，耳郭和外耳道感觉减退，外耳道或鼓膜疱疹。

4. 查体可见一侧面部额纹消失，睑裂变大，鼻唇沟变浅变平，病侧口角低垂，示齿时口角歪向健侧，做鼓腮和吹口哨动作时，患侧漏气。不能抬额、皱眉，眼睑闭合无力或闭合不全。闭目时眼球向上外方转动，显露白色巩膜，称 Bell 征。

【护理常规】

1. 疼痛护理：在疾病的初期应及时做好患者疼痛的观察和护理。遵医嘱给予止痛药。

2. 心理指导：患者出现口角㖞斜，自身形象改变，做好患者及家属的心理指导显得尤为重要。应针对心理问题，鼓励患者诉说，表达对面部形象改变后的心理感受和对疾病预后担心的真实想法。

3. 眼部护理：由于面神经受损害，引起眼睑闭合不全或不能闭合，瞬目动作及角膜反射消失，角膜长期外露，均易导致眼内感染，损害角膜。

4. 皮肤护理：嘱患者忌挠抓，指导患者注意保持局部皮肤清洁干燥。为防止水疱被挤破可取健侧卧位。有水疱出现时在常规消毒后，用无菌针头刺破并抽出液体。

5. 用药护理：用药方式多样且复杂，有静脉滴注、静脉推注、外涂、口服、肌肉注射、按摩针灸等。

6. 饮食护理：禁烟酒及辛辣食物、多饮水。给予高蛋白、高维生素、高热量、易消化的半流质饮食，以免因咀嚼加重耳痛。保持口腔清洁，预防口腔感染等并发症。

7. 安全护理：头晕急性发作期中，应绝对卧床休息，以免发生意外。

8. 并发症的观察及护理：密切注意患者意识、瞳孔、精神症状、头痛、头昏、恶心、呕吐、吞咽、进食呛咳及声音嘶哑的进展和消退情况，观察呕吐量、性质、颜色变化。

【健康教育】

1. 避免诱发因素，如吸烟、饮酒，养成良好的生活习惯。

2. 患者出院后，遵医嘱用药，定期复查。

3. 给予清淡、低盐、高蛋白饮食，禁食辛辣刺激性食物。

4. 控制血糖、血脂在正常范围。

5. 加强锻炼，提高身体免疫力。

第十九节　耳带状疱疹（Hunt 综合征）

【概述】

耳带状疱疹（ear herpeszoster）也称为 Hunt 综合征，是由水痘—带状疱疹病毒感染所致的疾病。因面神经膝状神经节疱疹病毒感染所引起的一组特殊症状，主要表现为一侧耳部剧痛，耳部疱疹，可出现同侧周围性面瘫，伴有听力和平衡障碍，故又称为膝状神经节综合征。本病因 1907 年由 Ramsey Hunt 首先描述，故又称为 Ramsey Hunt 综合征或 Hunt 综合征。

【临床表现】

耳内及耳周灼热感，在面神经感觉支分布区域的耳郭及外耳道可见到水疱，疼痛剧烈；严重者可见口眼㖞斜、耳鸣耳聋、眩晕等。不少患者还出现轻度广泛的脑炎。耳聋可为永久性的，也可能出现部分性或完全性的恢复。眩晕可持续数天至数周。面瘫可为暂时性或永久性的。

【护理要点】

1. 疼痛护理：在疾病的初期应及时做好患者疼痛的观察和护理。遵医嘱给予止痛药。

2. 心理指导：患者出现口角㖞斜，自身形象改变，做好患者及家属的心理指导显得尤为重要。应针对心理问题，鼓励患者诉说，表达对面部形象改变后的心理感受和对疾病预后担心的真实想法。

3. 眼部护理：由于面神经受损害，引起眼睑闭合不全或不能闭合，瞬目动作及角膜反射消失，角膜长期外露，均易导致眼内感染，损害角膜。

4. 皮肤护理：嘱患者忌抓挠，指导患者注意保持局部皮肤清洁干燥。为防止水疱被挤破可取健侧卧位。有水疱出现时在常规消毒后，用无菌针头刺破并抽出液体。

5. 用药护理：用药方式多样且复杂，有静脉滴注、静脉推注、外涂、口服、肌肉注射、按摩针灸等。

6. 饮食护理：禁烟酒及辛辣食物，多饮水。给予高蛋白、高维生素、高热量、易消化的半流质饮食，以免因咀嚼加重耳痛。保持口腔清洁，预防口腔感染等并发症。

7. 安全护理：眩晕急性发作期中，应绝对卧床休息，以免发生意外。

8. 并发症的观察及护理：密切注意患者意识、瞳孔，精神症状、头痛、头昏、恶心、呕吐、吞咽、进食呛咳及声音嘶哑的进展和消退情况，观察呕吐量、性质、颜色变化。

【健康教育】

1. 避免诱发因素，如吸烟、饮酒，养成良好的生活习惯。

2. 患者出院后，遵医嘱用药，定期复查。

3. 眩晕发生时要就地蹲下或坐下，避免摔伤。

4. 给予清淡、低盐、高蛋白饮食，禁食辛辣、刺激性食物。

5. 控制血糖、血脂在正常范围。

6. 加强锻炼，提高身体免疫力。

第二十节　人工耳蜗植入术

【概述】

人工耳蜗植入术（artificial cochlear implantation）是将人工耳蜗植入人体内，

替代已损伤毛细胞，通过电流听觉神经重新获得声音信号的一种电子装置。电子人工耳蜗植入术就是将人工耳蜗植入到人体的一种手术，用人工耳蜗替代人体自身的耳蜗，完成把声音转换为电信号的装置。

【术前护理】

1 休息与活动：提供清洁、安静、舒适的环境，保持室内空气新鲜、流通，指导患者注意休息。

2. 协助检查：声阻抗、脑干听觉诱发电位、多频稳态、瞬态耳声反射、MRT、CT 等，此外，还应做好耳周备皮、常规血液检查、术前禁饮食等，并按全身麻醉患者做好用物准备。配合完成胸片、心电图、血常规、尿常规、凝血常规、B 超、声带检查等术前检查。

3. 呼吸道管理：注意保暖，避免上呼吸道感染。

4. 治疗护理：气管受压有呼吸困难者，床边备氧气、气管切开包等急救物品。

5. 皮肤护理：术前一天下午剃净手术侧耳郭周围 5~7cm 范围内的头发。指导或协助进行手术野皮肤的清洁。

6. 心理护理：做好疾病观察，此类患者有语言交流障碍，通过文字交流或经家属手语翻译后，做好用药与治疗的指导工作，同时了解患者的心理状况，及时给予安慰与支持。

【术后护理】

1. 全身麻醉患者术后平卧，头偏健侧或偏卧（术耳向上），避免头部剧烈活动导致电极脱落或移位。

2. 观察体温、脉搏、呼吸、血压、瞳孔、意识及肢体活动情况，发现异常及时通知医生。

3. 观察局部敷料有无渗血及皮下气肿等。

4. 勿用力擤鼻、打喷嚏，保持大便通畅，防止内耳逆行感染，经常询问患者有无疼痛、恶心、呕吐。

5. 有无脑膜刺激征，如头疼、恶心、呕吐、颈项强直。观察耳周有无红肿、压痛，防止切口感染，注意体温变化。

6.并发症的观察

（1）排异反应：机体对体外装置及体内的部件过敏，对高仿生、高密度异物有排异反应，应密切观察患者的体温及局部变化，给予相应的处理。

（2）面瘫：手术经乳突进入面神经隐窝，易触及或损伤面神经，术后应仔细观察患者有无面部抽搐、眼睑闭合不全、口角㖞斜等，发现异常及时报告医生。

（3）外淋巴漏：对于内耳畸形儿童患者术中会出现淋巴漏，观察有无透明液体由咽部、鼻腔、外耳道流出，一旦确诊及时给予降压治疗，嘱患者减少活动，头部抬高，避免头部用力，经常询问患者有无头痛、恶心、呕吐，有无颈项强直体征。

（4）感染：术后加强儿童患者看护，防止其撕抓伤口造成敷料脱落、伤口污染，观察耳周有无红肿压疼及局部血运情况。另外机体对高仿生、高密度的排异，也是引起感染的主要原因，因此术后要检测体温变化和足量应用抗生素，发现皮下血肿应立即通知医生，是否需加压包扎。

（5）眩晕：手术后短期内可发生眩晕，与手术刺激有关。应做好解释工作，嘱患者卧床休息，避免强光及高强声刺激，眩晕会逐渐消失。

（6）内耳感染：主要表现为迷路炎所致的耳鸣、眩晕、恶心、呕吐、前庭功能降低，出现的不稳定或失衡，注意防止意外发生。

（7）开机调试：术后一个月左右，患者由听力师帮助佩戴外部装置（言语处理器和耳机），开机的第一个月内，每周调机一次，之后半个月或一个月调机一次，术后根据情况可适当延长调机间隔时间，观察有无头疼、腿疼、眩晕、耳鸣、心慌等，开机轻度由弱渐强，定期调试至稳定。开机后一个月，即开始听觉及语言康复训练，听力及语言康复训练是一个艰难漫长的过程，患者和家属都要有极大的耐心，不能急于求成，要使他们认识到患者开机听到声音时，其听力年龄只能以零岁计算，他们要像正常儿童经历察觉声音—学会区别确认声音—理解言语—说话—建立听觉系统过程，尤其是6岁以上儿童和成年人患者，已错过听觉言语发育的最佳年龄，可能这个过程要更加漫长。

【健康指导】

1.术后三个月开机调试，一个月内每周调机一次，之后半个月或一个月调机一次。

2. 开机后即开始听力及言语康复训练，指导患者家属多和患者交流。

3. 在未得到医生允许前禁止游泳。

4. 告知患者不能进行 CT 和核磁检查。

5. 伤口完全愈合后才可以洗澡，且洗澡时要摘下体外机。

第二十一节　人工听骨链重建术

【概述】

人工听骨链重建术（artificial ossicular chain reconstruction）是将人工听骨植入，使鼓膜和外淋巴液之间恢复稳定的传声连接，以达到恢复或改善中耳传声系统功能的手术。

【术前护理】

1. 休息与活动：提供清洁、安静、舒适的环境，保持室内空气新鲜、流通，指导患者注意休息。

2. 协助检查：配合完成胸片、心电图、血常规、尿常规、凝血常规、B 超、声带检查等术前检查。

3. 呼吸道管理：注意保暖，避免上呼吸道感染。

4. 治疗护理：气管受压有呼吸困难者，床边备氧气、气管切开包等急救物品。

5. 皮肤护理：术前一天下午剃净手术侧耳郭周围 5~7cm 范围内的头发。指导或协助患者进行手术野皮肤的清洁。

6. 心理护理：做好疾病观察，此类患者有语言交流障碍，通过文字交流或经家属手语翻译后，做好用药与治疗的指导工作，同时了解患者的心理状况，及时给予安慰与支持。

【术后护理】

1. 按耳科疾病一般常规护理。

2. 休息与活动：24 小时内避免活动颈部，少说话，术后 3 天鼓励患者开始颈部运动，预防颈前肌粘连。

3. 体位：术后返病房患者取平卧或侧卧位，头偏向健侧。麻醉清醒、血压稳定者可采取半坐卧位，以减少头颈部充血。

4. 饮食护理：术后一天按医嘱进食半流质饮食，3~5天后改软食。术后两周内避免术侧咀嚼，以防引起切口疼痛和植入听骨移位。

5. 病情观察

（1）24小时内密切观察生命体征，血压、脉搏、呼吸每30分钟测量1次，平稳后改为每1~2小时测量1次，24小时后视病情而定。术后24~72小时测体温、脉搏、呼吸，每4~6小时1次。

（2）观察患者耳部加压绷带包扎松紧度，避免绷带过松或过紧引起伤口愈合不良。

（3）注意观察伤口渗血情况，如敷料被血液浸湿，应检查出血原因并予以更换。

（4）观察有无面瘫、眩晕、呕吐和眼颤，以及头疼、意识障碍、昏迷等颅内并发症的症状出现。

6. 疼痛护理：伤口疼痛可给予镇痛剂，但对头痛而有可疑颅内并发症者，慎用止痛剂，以免掩盖症状，延误诊断。术后伤口加压包扎，患者头部受压引起疼痛，及时观察绷带松紧度并及时调整。

7. 对镫骨手术及眩晕、恶心、呕吐明显者，术后取平卧位，用沙袋固定头部3天，进食流质饮食3天，内服镇静剂及止吐剂或异丙嗪、氯丙嗪类药物。一周左右患者能起床后，逐渐练习转动头部。

【健康指导】

1. 患者出院后，遵医嘱用药，在创面完全愈合前要定期复查。

2. 患者保持生活规律，防止发生上呼吸道感染，避免中耳炎复发。

3. 耳痛、耳内有分泌物时，应立即就诊。

4. 在未得到医生允许前禁止游泳。

第八章　颅底外科疾病护理常规

第一节　脑脊液鼻漏

【概述】

脑脊液鼻漏（cerebrospinal fluid rhinorrhea，CFR）为脑脊液经颅前窝底、颅中窝底或其他部位的先天或外伤性骨质缺损、破裂或变薄处，流入鼻腔的疾病。本病多因外伤和手术创伤造成，经过保守治疗无效者应进行手术治疗。传统的修复方法手术创伤较大，经鼻内镜修补脑脊液鼻漏是一种较好的方法。

【临床表现】

主要表现为鼻腔间断或持续流出清亮、水样液体，早期因与血混合，液体可为淡红色，以单侧多见。在低头用力、压迫颈静脉等情况下有流量增加的特点者，提示脑脊液鼻漏可能。外伤性脑脊液鼻漏可同时有血性液体自鼻孔流出，其痕迹的中心呈红色而周边清澈，或鼻孔流出的无色液体干燥后不呈痂状者，应想到脑脊液鼻漏。脑脊液鼻漏多在伤后即出现，迟发者可在数天、数周甚至数年后出现。

【术前护理】

1. 饮食护理：低盐饮食。限制饮水量，每次饮水不超过300ml，保持出入量平衡。多进食富含纤维素的新鲜蔬菜、水果。

2. 休息与活动：卧床休息，避免用力咳嗽、大笑、过度弯腰和低头等使颅内压增高的因素，预防便秘，勿用纸巾等物填塞鼻孔及挖鼻。

3. 体位：抬高床头 15°~30°，卧位。

4. 病情观察

（1）巡视频次按护理级别要求及患者实际情况而定。

（2）观察内容主要包括如下几方面：

1）生命体征、意识。

2）鼻腔流出液的性状和量及其与时间、体位的关系。

3）视力、听力情况。

4）有无头晕、头痛、恶心、呕吐、颈部抵抗等症状及体征。

（3）发现异常及时报告医生，协助处理，并做好护理记录。

5. 皮肤准备：术前 1 天备大腿内侧皮肤（特殊者遵医嘱），其余参照鼻专科常见疾病一般护理之术前护理的皮肤准备。

6. 对症处理：有便秘者，酌情给予缓泻剂。

余参照鼻专科常见疾病一般护理之术前护理。

【术后护理】

1. 体位：麻醉者完全清醒后给予 15°~30° 卧位。

2. 休息与活动：卧床休息 7~10 天，有特殊者视情况延长卧床时间。待鼻腔填塞纱条全部拔除后观察 1~2 天，无脑脊液鼻漏可下床活动，注意动作轻柔，避免各种引发颅内高压的因素。

3. 饮食护理：高蛋白、高维生素、高纤维、低盐饮食。术后1~3 天给予温凉的半流质饮食，3 天后视情况逐渐过渡到软食或普通饮食。限制饮水量，每次饮水不超过 300ml。

4. 用药护理：遵医嘱正确使用脱水药物，防止药物外渗。

5. 病情观察

（1）麻醉未清醒者，每 15~30 分钟巡视 1 次；清醒后病情稳定者按护理级别要求及患者实际情况而定。

（2）观察内容主要包括如下几方面：

1）意识、生命体征，必要时观察瞳孔大小及对光反射。

2）鼻腔分泌物的性状及量，如出现鼻腔流出血性液体，痕迹的中间呈红色而周边清澈，或流出液清亮不结痂。出可伴有眼周瘀血、肿胀等现象。

3）有无颅内感染或颅内高压的症状或体征：如高热、剧烈头痛、喷射性呕吐、颈部抵抗等。

4）准确记录 24 小时出入量、动态监测血生化检验结果，注意有无水、电解质紊乱。

（3）发现异常及时报告医生，协助处理，并做好护理记录。

余参照鼻专科常见疾病一般护理之术后护理。

【健康指导】

1. 清淡饮食，多食蔬菜等粗纤维食物，保持大便通畅。

2. 避免增加腹内压的动作，例如打喷嚏、剧烈咳嗽等。

3. 指导患者正确擤鼻。

4. 定期复查，不适随诊。

第二节　脑脊液耳漏

【概述】

脑脊液耳漏（cerebrospinal fluid otorrhea，CFO）为各种原因使脑脊液循环系统特别是珠网膜下腔与中耳相通，致脑脊液流入中耳的疾病。本病常因颅底骨折、先天性畸形、中耳和颞骨破坏性病变、中耳手术不当引起。外伤性脑脊液耳漏经保守治疗多可自愈。经保守治疗 1~3 周无效者，需行手术治疗。

【临床表现】

脑脊液耳漏常为颅中窝骨折累及鼓室所致，因岩骨位于颅中、后窝交界处，无论岩骨的中窝部分或后窝部分骨折，只要伤及中耳腔，则皆可有血性脑脊液进入鼓室。若耳鼓膜有破裂时溢液经外耳道流出，鼓膜完整时脑脊液可经耳咽管流向咽部，甚至由鼻后孔返流到鼻腔再自鼻孔溢出，酷似前窝骨折所致之鼻漏，较易误诊，应予注意。

【术前护理】

1.饮食护理：低盐饮食。限制饮水量，每次饮水不超过300ml，保持出入量平衡。多进食富含纤维素的新鲜蔬菜、水果。

2.体位：平卧位，头稍偏向患侧或抬高床头15°～30°。

3.休息与活动：卧床休息，避免低头、用力咳嗽、屏气、打喷嚏、用力擤鼻等动作。

4.协助检查：协助完成各项常规检查和专科检查包括听力检查、脑脊液检验、耳鼻内镜检查、CT、MRI等。

5.病情观察：严密观察患者的病情变化，具体内容如下：

（1）外耳道及鼻腔有无液体流出及流出液的性状及量；

（2）生命体征及意识状态，必要时观察瞳孔大小及对光反射；

（3）有无耳鸣、听力下降、耳内闷塞感等伴随症状；

（4）有无寒战、高热、头痛、恶心、喷射性呕吐、颈部抵抗等颅内感染的征象。发现异常时，应及时通知医生处理，并做好护理记录。

6.皮肤准备：必要时剃光头。需植皮者准备大腿内侧或腹部皮肤。

7.对症处理：保持外耳道清洁，禁止耳内滴药或进水。

8.心理护理：评估患者的情绪状态，给予针对性的心理疏导。向患者说明保持情绪稳定的重要性，使其保持良好的心态，避免情绪激动。

余参照耳专科常见疾病一般护理之术前护理。

【术后护理】

1.体位：全身麻醉患者清醒后给予抬高床头15°～30°，取平卧或健侧卧位。

2.休息与活动：绝对卧床休息7~10天。在转换体位、转动头部时动作宜慢，避免各种引发颅内高压的因素。

3.饮食护理：高蛋白、高维生素、高纤维素、低盐饮食。术后1~3天给予温凉的半流质饮食，3天后视情况逐渐过渡到软食或普通饮食。限制饮水量，每次饮水量不超过300ml。

4.用药护理

（1）遵医嘱及时准确使用药物。

（2）疑有颅内并发症时，禁用镇痛、镇静类药物。

（3）使用脱水剂时，注意防止药物外渗。

5.病情观察：

（1）监测生命体征，注意意识和瞳孔变化。

（2）观察伤口敷料渗血、渗液的性质、量。若敷料渗血、渗液范围持续增大或湿透，怀疑有伤口出血、脑脊液再漏时应及时报告医生处理。

（3）观察有无面瘫、眩晕、恶心、呕吐等症状。

（4）观察有无颅内压增高及颅内感染的征象，如剧烈头痛、喷射性呕吐、寒战、高热、颈部抵抗等。

（5）准确记录24小时出入量，动态监测血生化检验结果，注意有无水、电解质紊乱。

（6）发现异常情况时，应及时报告医生并协助处理，做好护理记录。

余参照耳专科常见疾病一般护理之术后护理。

【健康指导】

1.清淡饮食，多食蔬菜等粗纤维食物，保持大便通畅。

2.避免增加腹内压的动作，例如打喷嚏、剧烈咳嗽等。

3.指导患者正确擤鼻。

4.术后三月内不可游泳，避免逆行感染。

5.外耳道用药需咨询医生后按医嘱用药。

6.定期复查，不适随诊。

第三节　视神经损伤

【概述】

视神经损伤（injury of optic nerve）大多是在严重颅脑外伤、颅底和筛窦骨折，尤在额部、眉弓部钝挫伤时，同时发生的视神经骨管损伤，造成视力严重减退或失明。视神经减压术是目前治疗外伤性视神经病变的主要方法，治疗目的是尽可能恢复或部分恢复视力。

【临床表现】

①头部外伤史；②视觉障碍；③损伤侧瞳孔散大，直接对光反射消失，间接对光反射存在；④眼底检查早期正常，晚期可见视神经萎缩；⑤视力未完全丧失者出现视野缺损，且以下半部视野缺损最多见；⑥患侧瞳孔散大，直接对光反射迟钝或消失，间接对光反射存在，可能是视神经损伤的唯一体征。

【术前护理】

1.饮食护理：给予温凉、易消化、低盐、高维生素、高蛋白饮食。限制饮水量，每次饮水量不超过 300ml。拟急诊手术者，及时通知患者禁食、禁饮。

2.休息与活动：静卧休息。

3.协助检查：遵医嘱完善各项检查，及时联系眼科会诊，做好急诊手术的准备。

4.用药护理：遵医嘱正确使用激素、营养神经类药物，注意肝功能情况，密切观察药物的疗效及不良反应。

5.病情观察

（1）巡视频次按护理级别要求及患者实际情况而定。

（2）观察内容主要包括如下几方面：

1）生命体征、意识情况、瞳孔大小及对光反射情况。

2）视力情况。

3）眼球活动情况、眼周是否瘀血。

4）有无伴随颅脑损伤及全身其他部位损伤，有无头痛、头晕、恶心、呕吐等表现。

5）使用激素类药物期间，有无腹部不适、黑便、皮疹等症状。有异常及时报告医生，协助处理，并做好护理记录。

6.安全护理：做好褥疮及跌倒风险评估，落实相应防护措施，患者离床时必须有人陪同。

7.生活护理：根据病情及需要，协助做好生活护理。

8.心理护理：本病起病多因意外发生，且影响患者视力，可能导致患者出现紧张情绪及恐惧心理，护士应评估患者的心理状态，给予针对性的心理疏导。介绍成功病例，鼓励患者积极面对。

余参照鼻专科常见疾病一般护理之术前护理。

【术后护理】

1. 病情观察

（1）巡视频次按护理级别要求及患者实际情况而定。

（2）必要时给予床边心电监护及血氧饱和度监测。

（3）具体观察内容包括如下几方面：

1）生命体征及意识情况。

2）动态评估视力进展情况及瞳孔大小、对光反射。

3）眼球活动情况，眼周是否有瘀血、肿胀。

4）鼻腔分泌物的颜色、性质、量。

5）大便的颜色、性质、量。

2. 特殊指导：指导患者每次饮水量不超过 300ml。

余参照鼻专科常见疾病一般护理之术后护理。

【健康指导】

1. 清淡饮食，多食蔬菜等粗纤维食物，保持大便通畅。

2. 避免增加腹内压的动作，例如打喷嚏、剧烈咳嗽等。

3. 指导患者正确擤鼻。

4. 避免过度用眼，保证睡眠。

5. 定期复查，不适随诊。

第九章　头颈外科疾病护理常规

第一节　甲状腺良性肿瘤

【概述】

甲状腺良性肿瘤（benign thyroid tumor）包括甲状腺腺瘤和囊肿等，多见于年轻女性。本病的发生与缺碘、内分泌失调和颈部放射线治疗有一定关系。其确切病因尚不清楚，据报道 10%~25% 的患者有恶变可能。

【临床表现】

1.疾病早期可无任何自觉症状

甲状腺良性肿瘤（除功能自主性甲状腺瘤以外）多数见甲状腺孤立性结节，少数为多发性结节，临床上可以无任何自觉症状。病程缓慢，多数在数月到数年甚至更长时间。患者可能因颈部稍有不适而发现该病；可能无任何病态，肿块直径达到 1cm 甚至更大而发现，或在常规体检做 B 超时发现。多数为单发，肿块呈圆形或椭圆形，表面光滑，边界清楚，质地坚实，与周围组织无粘连，无压痛，可随吞咽上下移动。肿瘤直径一般在数厘米，巨大者少见。巨大瘤体可产生邻近器官受压现象，如压迫气管，使气管移位，但不侵犯这些器官。有少数因瘤内出血瘤体会突然增大，伴局部胀痛。

2.功能自主性甲状腺腺瘤

多见于女性，患者往往有长期甲状腺结节的病史，早期多无症状或仅有轻度的心慌、消瘦、乏力。随病情的发展，患者表现有不同程度的甲状腺中毒症状，多数患者表现有甲状腺功能亢进症状，个别发生甲亢危象。

3. 癌变

部分甲状腺腺瘤可发生癌变。具有下列情况者，应当考虑癌变的可能性：

（1）肿瘤近期迅速增大。

（2）瘤体活动受限或固定。

（3）出现声音嘶哑、呼吸困难等压迫症状。

（4）肿瘤硬实，表面粗糙不平。

（5）出现颈部淋巴结肿大。

【术前护理】

1. 休息与活动：提供清洁、安静、舒适的环境，保持室内空气新鲜、流通，指导患者注意休息。

2. 协助检查：配合完成胸片、心电图、血常规、尿常规、凝血常规、B超、声带检查等术前检查。

3. 呼吸道管理：注意保暖，避免上呼吸道感染。

4. 治疗护理：气管受压有呼吸困难者，床边备氧气、气管切开包等急救物品。

5. 皮肤护理：给予术前备皮，指导或协助患者进行手术野皮肤的清洁。

6. 心理护理：做好疾病观察、用药与治疗的指导工作，了解患者的心理状况，及时给予安慰与支持。

7. 其他护理：突眼不能闭合者必须注意保护角膜和结膜，指导患者正确使用眼药水，避免强光，睡觉时可给予眼药膏涂抹。

【术后护理】

1. 按头颈外科疾病一般常规护理。

2. 休息与活动：24小时内避免活动颈部，少说话，术后3天鼓励患者开始颈部运动，预防颈前肌粘连。

3. 体位：麻醉清醒血压稳定者可采取半坐卧位，以减少颈部充血。

4. 饮食护理：术后1天按医嘱进食温流质饮食，注意观察进食后有无呛咳，防止误咽。

5. 病情观察

（1）24 小时内密切观察生命体征，包括体温、血压、脉搏、呼吸，病情未平稳时每 30 分钟测量 1 次，平稳后改为每 1~2 小时测量 1 次。术后 24~72 小时每 4~6 小时 1 次。

（2）发现呼吸困难、喉头水肿、声带麻痹、窒息、手足抽搐等，立即报告医生，并做好气管切开的准备。

6. 治疗护理：备氧气、气管切开包、吸痰装备，必要时给予心电监护。

7. 呼吸道护理：指导患者有效咳嗽，痰多黏稠不易咳出时可按医嘱给予雾化吸入。

【健康指导】

1. 低盐、低脂、富含维生素饮食。

2. 术后 3 个月内加强颈部运动，包括颈部旋转、前伸、后伸等动作，防止颈部肌肉粘连。

3. 有声嘶者，禁声 1 个月，避免过度用声。

4. 定期复查，不适随诊。

第二节　甲状腺癌

【概述】

甲状腺癌（thyroid carcinoma）是最常见的甲状腺恶性肿瘤，约占全身恶性肿瘤的 1%，包括乳头状癌、滤泡状癌、未分化癌和髓样癌四种病理类型。本病以恶性度较低、预后较好的乳头状癌最常见，除髓样癌外，绝大部分甲状腺癌起源于滤泡上皮细胞。发病率与地区、种族、性别有一定关系。女性发病较多，男女发病比例为 1 :（2~4）。任何年龄均可发病，但以青壮年多见。绝大多数甲状腺癌发生于一侧甲状腺腺叶，常为单个肿瘤。

【临床表现】

本病早期多无明显症状和体征，通常在体检时通过甲状腺触诊和颈部超声检查而发现甲状腺小肿块。典型的临床表现为甲状腺内发现肿块，质地硬而固定，表面不平。腺体在吞咽时上下移动性小。未分化癌可在短期内出现上述症状，除肿块增长明显外，还伴有侵犯周围组织的特性。晚期可产生声音嘶哑、呼吸、吞咽困难和交感神经受压引起 Horner 综合征及侵犯颈丛出现耳、枕、肩等处疼痛和局部淋巴结及远处器官转移等表现。颈淋巴结转移在未分化癌发生较早。髓样癌由于肿瘤本身可产生降钙素和 5- 羟色胺，从而引起腹泻、心悸、面色潮红等症状。

【术前护理】

1. 休息与活动：提供清洁、安静、舒适的环境，保持室内空气新鲜、流通，指导患者注意休息。

2. 协助检查：配合完成胸片、心电图、血常规、尿常规、凝血常规、B 超、声带检查等术前检查。

3. 呼吸道管理：注意保暖，避免上呼吸道感染。

4. 治疗护理：气管受压有呼吸困难者，床边备氧气、气管切开包等急救物品。

5. 皮肤护理：给予术前备皮，指导或协助患者进行手术野皮肤的清洁。

6. 心理护理：做好疾病观察、用药与治疗的指导工作，了解患者的心理状况，及时给予安慰与支持。过度紧张或失眠者可遵医嘱服用镇静催眠剂。

7. 其他护理：突眼不能闭合者必须注意保护角膜和结膜，指导眼药水的正确使用，避免强光，睡觉时可给予眼药膏涂抹。

【术后护理】

1. 按头颈外科疾病一般常规护理。

2. 休息与活动：24 小时内避免活动颈部，少说话，术后 3 天鼓励患者开始颈部运动，预防颈前肌粘连。

3. 体位：麻醉清醒血压稳定者可采取半坐卧位，以减少颈部充血。

4. 饮食护理：术后 1 天按医嘱进食温流质饮食，注意观察进食后有无呛咳，防止误咽。

5. 病情观察

（1）24 小时内密切观察生命体征，包括体温、血压、脉搏、呼吸，病情未平稳时每 30 分钟测量 1 次，平稳后改每 1~2 小时测量 1 次。24~72 小时每 4~6 小时测 1 次。

（2）发现呼吸困难、喉头水肿、声带麻痹、窒息、手足抽搐等，立即报告医生，并做好气管切开的准备。

6. 治疗护理：备氧气、气管切开包、吸痰装备，必要时给予心电监护。

7. 管道护理：保持引流管通畅，避免扭曲、受压。观察引流液量、颜色、性状等。

8. 呼吸道护理：指导患者有效咳嗽，痰多黏稠不易咳出时可按医嘱给予雾化吸入。

9. 心理护理：甲状腺全切后需要终身服药，向患者说明用药目的和方法，减轻患者心理压力。

【健康指导】

1. 低盐、低脂、富含维生素饮食。

2. 术后 3 月内加强颈部运动，包括颈部旋转、前伸、后伸等动作，防止颈部肌肉粘连。

3. 有声嘶者，禁声 1 个月，避免过度用声。

4. 定期复查甲状腺功能，调整甲状腺素片给药剂量，不适随诊。

第三节　原发性甲状旁腺功能亢进症

【概述】

原发性甲状旁腺功能亢进症（primary hyperpara thyroidism）是由于甲状旁腺本身病变（肿瘤或增生）引起的甲状旁腺素合成、分泌过多，从而引起钙、磷和骨代谢紊乱的一种全身性疾病。

【临床表现】

1. 运动系统：全身性弥漫性骨病，多为承受重力的骨骼，如下肢、腰椎。体检时可有长骨部位压痛，发生自发性骨折，尤其在囊性病变部位。关节痛系软骨下骨折或侵袭性关节炎所致，极易误诊为类风湿性关节炎。

2. 泌尿系统：约2/3患者可有肾损害，常见的是复发性泌尿道结石、肾绞痛、血尿、多尿、多饮，加之血钙增高，严重时可产生尿崩，易反复尿路感染，形成不可逆的肾功能衰竭。

3. 消化系统：患者有消化不良、纳差、恶心、呕吐及便秘。可伴有复发性消化性溃疡，药物治疗无效。摘除甲状旁腺腺瘤后可使痊愈。5%~10%患者有急慢性胰腺炎发作。

4. 循环系统：高血钙使血管平滑肌收缩，血管钙化，形成高血压病，心内膜及心肌钙化使心功能减退。

5. 神经系统：当血钙3~4mmol/L时有精神衰弱症状；4mmol/L时呈精神病，出现谵妄、精神错乱；接近5mmol/L时昏迷不醒。少数有头痛、脑卒中、锥体外系病变、麻痹，可能与颅内钙化有关。

6. 肌组织：肌无力，近端肌肉疼痛、萎缩，肌肉活检呈非特异性改变。肌电图可报告为肌源性或神经源性，可误诊为周围神经炎。

【术前护理】

1.休息与活动：指导患者动作轻缓，不可提重物，避免做剧烈活动，并发严重骨质疏松患者，搬动患者时注意预防骨折。

2.饮食护理：按医嘱进食低钙、高蛋白、清淡食物，多饮水。

3.协助检查：配合完成胸片、心电图、血常规、尿常规、凝血常规、B超、声带检查等术前检查。

4.病情观察：注意血甲状旁腺素、血磷、血钙，严防高钙血症及低磷血症。

5.呼吸道管理：注意保暖，避免上呼吸道感染。

6.用药护理：术前7~10天，指导患者遵医嘱准确服用复方碘溶液，每天3次，每次10滴，观察服药疗效与不良反应。

7.治疗护理：突眼不能闭合者必须注意保护角膜和结膜，指导患者正确使用眼药水，避免强光，睡觉时可给予眼药膏涂抹。

8.皮肤护理：给予术前备皮，指导或协助进行手术野皮肤的清洁。

9.心理护理：做好疾病观察、用药与治疗的指导工作，了解患者的心理状况，及时给予安慰与支持。

【术后护理】

1. 按头颈外科疾病一般常规护理。

2. 体位：麻醉清醒血压稳定者可采取半坐卧位，以减少颈部充血。

3. 饮食护理：术后 1 天按医嘱进食高钙温流质或半流质饮食，进食时注意有无呛咳，防止误咽。

4. 病情观察

（1）24 小时密切观察患者体温、脉搏、呼吸变化，病情未平稳时每小时 1 次；平稳后改为每 2~4 小时 1 次。24~72 小时每 4~6 小时测一次。

（2）观察有无出血、窒息、神经损伤、手足麻木、抽搐等并发症，如有，应及时报告医生。

（3）观察尿量、腰痛情况。

5. 治疗护理：备氧气、气管切开包、吸痰装备，必要时给予心电监护。

6. 管道护理：保持引流管通畅，避免扭曲、受压。观察引流液量、颜色。

7. 心理护理：关心、体贴、鼓励患者，增强其战胜疾病的信心。

【健康指导】

1. 低盐、低脂、富含维生素饮食。

2. 出现肢体麻木、抽搐、呼吸道痉挛等低钙血症相关并发症，要及时补充钙。

3. 伴有便秘症状时，可使用缓泻剂。

4. 避免高强度运动，避免骨折等并发症。

5. 定期复查，不适随诊。

第四节　继发性甲状旁腺功能亢进症

【概述】

继发性甲状旁腺功能亢进症（secondary hyperparathyroidism）是指在慢性肾功能不全、肠吸收不良综合征、Fanconi 综合征、肾小管酸中毒、维生素 D 缺乏或抵抗及妊娠、哺乳等情况下，甲状旁腺长期受到低血钙、低血镁或高血磷的刺激而分泌过量的 PTH，以提高血钙、血镁和降低血磷的一种慢性代偿性临床表现。长期的甲状旁腺增生最终会导致功能自主的腺瘤形成。

【临床表现】

慢性肾功能衰竭（CRF）所致的继发性甲状旁腺功能亢进多见，主要临床表现有：

1. 骨骼症状：骨骼疼痛，呈自发性或在加压后加剧，骨痛多见于脊柱、髋、膝等负重关节，且在活动时加重，疼痛呈发作性或持续性，还可伴病理性骨折和骨畸形。此与 PTH 促进骨质溶解、破骨细胞增多、全身骨骼普遍脱钙有关。骨折多见于肋骨、脊柱等部位；关节畸形可见脊柱侧凸、胸廓变形，儿童可出现骨生长延迟。PTH 是甲状旁腺功能亢进骨病的重要决定因素，其升高程度与该病严重程度相一致。

2. 神经毒性和神经肌肉症状：PTH 的神经毒性作用可引起精神失常、脑电图紊乱和周围神经病变，也可出现近端肌力减退和肌萎缩。四肢近端肌力进行性下降，影响上肢抬举和走路。

3. 其他症状：如 PTH 升高、血钙过高或转移性钙化可造成不同程度的皮肤瘙痒与皮肤内钙沉着，软组织、血管钙化，导致缺血性坏死，出现皮肤缺血性溃疡和肌肉坏死，多发生于指趾尖端。异位性钙化发生的部位有眼角膜、关节周围、血管等。有的可表现为关节痛、假性痛风综合征，偶见缺血性肌痛。

【术前护理】

1. 休息与活动：指导患者动作轻缓，不可提重物，避免做剧烈活动，并发严重骨质疏松患者，搬动患者时注意预防骨折。

2. 饮食护理：按医嘱进食高钙、高蛋白、清淡食物，多饮水。

3. 协助检查：配合完成胸片、心电图、血常规、尿常规、凝血常规、B 超、声带检查等术前检查。

4. 病情观察：注意血肌酐、尿素氮、甲状旁腺素、血磷、血钙，严防高钙血症及低磷血症。

5. 呼吸道管理：注意保暖，避免上呼吸道感染。

6. 治疗护理：慢性肾衰竭继发甲状旁腺功能亢进症患者，按医嘱定期做血液透析或腹膜透析。保持透析内瘘管道通畅。尽量减少肾脏代谢的药物，或可能加重肾脏负担的药物。

7. 皮肤护理：给予术前备皮，指导或协助进行手术野皮肤的清洁。

8. 心理护理：做好疾病观察、用药与治疗的指导工作，了解患者的心理状况，及时给予安慰与支持。

【术后护理】

1. 按头颈外科疾病一般常规护理。

2. 体位：麻醉清醒血压稳定者可采取半坐卧位，以减少颈部充血。

3. 饮食护理：术后1天按医嘱进食高钙温流质或半流质，进食时注意有无呛咳，防止误咽。

4. 病情观察

（1）24小时内密切观察患者体温、脉搏、呼吸变化，病情未平稳时每小时1次，平稳后改每2~4小时1次，24~72小时每4~6小时测一次。

（2）观察有无出血、窒息、神经损伤、手足麻木、抽搐等并发症，如有应及时报告医生。

（3）观察尿量、腰痛情况。

5. 治疗护理：备氧气、气管切开包、吸痰装备，必要时给予心电监护。

6. 管道护理：保持引流管通畅，避免扭曲、受压。观察引流液量、颜色。

7. 心理护理：关心、体贴、鼓励患者，增强其战胜疾病的信心。

【健康指导】

1. 低盐、低脂、优质蛋白、富含维生素饮食，

2. 出现肢体麻木、抽搐、呼吸道痉挛等低钙血症等相关并发症，要及时补充钙。

3. 伴有便秘症状时，可使用缓泻剂。

4. 避免高强度运动，避免骨折等并发症。

5. 定期复查，不适随诊。

第五节 甲状旁腺移植

【概述】

甲状旁腺移植术（parathyroid transplantation）用于治疗甲状旁腺功能减退而药物治疗无效或出现各种并发症的病例。

【术前护理】

1. 休息与活动：提供安静、清洁、舒适的环境，保持室内空气新鲜、流通，指导患者注意休息，避免因乏力或抽搐时跌倒。

2. 协助检查：配合完成胸片、心电图、血常规、尿常规、凝血常规、B 超、声带检查等术前常规检查。

3. 病情观察

（1）按医嘱监测血磷、血钙。

（2）观察患者神志变化，注意有无四肢抽搐、喉和（或）膈肌痉挛的症状。

4. 对症处理

（1）按医嘱定时定量补充钙剂及维生素 D。

（2）症状较重时按医嘱使用镇静药。

（3）静脉补充钙剂时速度宜缓慢。

5. 皮肤护理：术前常规备皮，清洁手术部位皮肤。

6. 心理护理：了解患者的心理状况，对疾病、手术的认知程度及社会支持情况，及时给予安慰、支持及心理疏导，预防焦虑或抑郁情绪。

【术后护理】

1. 按头颈外科疾病一般常规护理。

2. 饮食护理术后第 1 天按医嘱进食半流质饮食或普食。

3. 病情观察

（1）观察伤口渗血情况，保持敷料清洁。

（2）观察术后有无发热，伤口红、肿、痛、压痛等异体排斥现象。

（3）观察患者神志变化，注意有无四肢抽搐、喉和（或）膈肌痉挛的症状。

4.用药护理

（1）遵医嘱使用免疫抑制剂和激素，注意观察有无继发感染、急性消化道溃疡及白细胞和血小板减少症。

（2）按医嘱定时定量补充钙剂及维生素 D。

5.治疗护理：禁止移植区的肢体做静脉穿刺输液。

6.心理护理：做好甲状旁腺移植术后抗排斥药物的用药指导，及时为患者解答疑问。

【健康指导】

1.低盐、低脂、高钙、富含维生素饮食。

2.定期检查血清离子钙水平，出现肢体麻木、抽搐、呼吸道痉挛等低钙血症等相关并发症时，要及时补充钙。

3.伴有便秘症状时，可使用缓泻剂。

4.定期复查，不适随诊。

第六节　甲状舌管囊肿

【概述】

甲状舌管囊肿（thyroglossal cyst）是一种先天性囊肿，源于甲状舌管的残余上皮。胚胎时期，甲状腺是由口底向颈部伸展的甲状舌管下端形成的，甲状舌管通常在胎儿 6 周左右自行闭锁，若甲状舌管退化不全即可形成先天性囊肿，感染破溃后形成甲状舌管瘘。甲状舌管囊肿可见于任何年龄，但多在 20 岁以前发病，主要症状为颈前正中线上，在舌骨与甲状软骨之间有圆形、光滑、界限清的囊性肿物。囊肿固定于舌骨和深部组织，偶尔在其上方皮下可触及一向上与舌骨相连的索状物，随咽部上下活动，伸舌时可向上回缩。

【临床表现】

甲状舌管囊肿的发生与性别无显著关系，男女均可发生，可发生于任何年龄，但以 30 岁以下青少年为多见。囊肿可发生于颈前正中舌盲孔至胸骨切迹之间的任何部位，以舌骨体上下最常见，有时可偏向一侧。囊肿多呈圆形，生长缓慢，多无自觉症状，以偶然发现为多。囊肿质软，边界清楚，与表面皮肤和周围组织无粘连，位于舌骨下方的囊肿，在囊肿与舌骨体之间有时可扪及一坚韧的条索状物，囊肿可随吞咽及伸舌等动作而上下移动；若囊肿位于舌盲孔附近时，当其生长到一定程度可使舌根部抬高，发生吞咽、言语功能障碍。

囊肿可经过舌盲孔与口腔相通而容易继发感染，当囊肿继发感染时，可出现疼痛，吞咽时尤甚。颈部检查可见囊肿表面皮肤发红，界限不清，当囊肿自行破溃或经皮肤切开引流时可形成甲状舌管瘘，此时因内容物引流囊肿可消失。临床上亦可见出生后即存在的原发甲状舌管瘘。甲状舌管瘘的瘘口较小，长期流出淡黄色的黏液或脓性黏液，当瘘口被阻塞时可导致瘘管的急性炎症发作。

【术前护理】

1.休息与活动：提供清洁、安静、舒适的环境，保持室内空气新鲜、流通，指导患者注意休息。

2.协助检查：配合完成胸片、心电图、血常规、尿常规、凝血常规、B超、声带检查等术前检查。

3.呼吸道管理：注意保暖，避免上呼吸道感染。

4.治疗护理：合并有甲状舌管瘘者，注意观察瘘口周围皮肤情况、引流量及性质，必要时做细菌培养。

5.皮肤护理：给予术前备皮，指导或协助患者进行手术野皮肤的清洁。

6.心理护理：做好疾病观察、用药与治疗的指导工作，了解患者的心理状况，及时给予安慰与支持。

【术后护理】

1.按头颈外科疾病一般常规护理。

2.休息与活动：24小时内避免活动颈部，少说话，术后3天鼓励患者开始颈部运动，预防颈前肌粘连。

3.体位：麻醉清醒血压稳定者可采取半坐卧位，以减少颈部充血。

4.饮食护理：术后1天按医嘱进食温流质饮食，注意观察进食后有无呛咳，防止误咽。

5. 病情观察

（1）24 小时内密切观察生命体征，包括体温、血压、脉搏、呼吸，病情未平稳时每 30 分钟测量 1 次，平稳后改每 1~2 小时测量 1 次。24~72 小时每 4~6 小时 1 次。

（2）发现呼吸困难、喉头水肿、声带麻痹、窒息、手足抽搐等，立即报告医生，并做好气管切开的准备。

6. 治疗护理：备氧气、气管切开包、吸痰装备，必要时给予心电监护。

7. 呼吸道护理：指导患者有效咳嗽，痰多黏稠不易咳出时可按医嘱给予雾化吸入。

【健康指导】

1. 低盐、低脂、富含维生素饮食。

2. 术后 1 个月复查甲状腺功能，可以尽早发现部分患者异位甲状腺引起的甲状腺损伤。

3. 术后 3 个月内加强颈部运动，包括颈部旋转、前伸、后伸等动作，防止颈部肌肉粘连。

4. 定期复查，不适随诊。

附录

附表 1　日常生活能力评估表（Barthel 指数评定量表）

项目	评分	标准	评估日期		
大便	0	失禁或昏迷			
	5	偶有失禁（每周 <1 次）			
	10	控制			
小便	0	失禁或昏迷或需由他人导尿			
	5	偶有失禁（每 24 小时 <1 次）			
	10	控制			
修饰	0	需要帮助			
	5	自理（洗脸、梳头、刷牙、剃须）			
用厕	0	依赖他人			
	5	需部分帮助			
	10	自理（去和离开厕所、使用厕纸、穿脱裤子）			
进食	0	较大或完全依赖			
	5	需部分帮助（切面包、抹黄油、夹菜、盛饭）			
	10	全面自理（能进食各种食物，但不包括取饭、做饭）			
转移	0	完全依赖他人，无坐位平衡			
	5	需大量帮助（1 ~ 2 人，身体帮助），能坐			
	10	需少量帮助（言语或身体帮助）			
	15	自理			
活动	0	不能步行			
	5	在轮椅上能独立行动			
	10	需 1 人帮助步行（言语或身体帮助）			
	15	独立步行（可用辅助器，在家及附近）			

穿衣	0	依赖他人			
	5	需一半帮助			
	10	自理（自己系开纽扣，关、开拉锁和穿鞋）			
上下楼梯	0	不能			
	5	需帮助（言语、身体、手杖帮助）			
	10	独立上下楼梯			
洗澡	0	依赖			
	5	自理（无指导能进出浴池并自理洗澡）			
总得分					
评估人					

评分结果：

满分 100 分。

<20 分为极严重功能缺陷，生活完全需要依赖；20～40 分为生活需要很大帮助；40～60 分为生活需要帮助；>60 分为生活基本自理。

Barthel 指数得分 40 分以上者康复治疗的效益最大。

附表 2　住院患者营养风险筛查 NRS-2002 评估表

一、患者资料

姓名		住院号		
性别		病区		
年龄		床号		
身高（m）		体重（千克）		
体重指数（BMI）		蛋白质（g/L）		
临床诊断				

二、疾病状态

疾病状态	分数	若"是"请打钩
●骨盆骨折或者慢性病患者合并有以下疾病：肝硬化、慢性阻塞性肺病、长期血液透析、糖尿病、肿瘤	1	
●腹部重大手术、中风、重症肺炎、血液系统肿瘤	2	
●颅脑损伤、骨髓抑制、加护病患（APACHE>10 分）	3	
合计		

三、营养状态

营养状况指标（单选）	分数	若"是"请打钩
●正常营养状态	0	
● 3 个月内体重减轻 >5% 或最近 1 个星期进食量（与需要量相比）减少 20% ~ 50%	1	
● 2 个月内体重减轻 >5% 或 BMI18.5 ~ 20.5 或最近 1 个星期进食量（与需要量相比）减少 50% ~ 75%	2	

● 1 个月内体重减轻 >5%（或 3 个月内减轻 >15%）或 BMI < 18.5（或血清白蛋白 < 35g/L）或最近 1 个星期进食量（与需要量相比）减少 70% ~ 100%	3	
合计		

四、年龄

年龄 ≥ 70 岁加算 1 分	1	

五、营养风险筛查评估结果

营养风险筛查总分	
处理	
□总分 ≥ 3.0：患者有营养不良的风险，需营养支持治疗	
□总分 < 3.0：若患者将接受重大手术，则每周重新评估其营养状况	
执行者：　　　　　时间：	

营养风险筛查 NRS（2002）

营养风险筛查（Nutrition Risk Screening，NRS2002）是欧洲肠外肠内营养学会（ESPEN）推荐使用的住院患者营养风险筛查方法。

NRS（2002）总评分包括三个部分的总和，即疾病严重程度评分 + 营养状态低减评分 + 年龄评分（若 70 岁以上加 1 分）。

1.NRS（2002）对于营养状况降低的评分及其定义：

（1）0 分：定义——正常营养状态。

（2）轻度（1 分）：定义——3 个月内体重丢失 5% 或食物摄入为正常需要量的 50% ~ 75%。

（3）中度（2 分）：定义——2 个月内体重丢失 5% 或前 1 周食物摄入为正常需要量的 25% ~ 50%。

（4）重度（3 分）：定义——1 个月内体重丢失 5%（3 个月内体重下降 15%）或 BMI < 18.5 或者前 1 周食物摄入为正常需要量的 0% ~ 25%。

（注：3 项问题任何一个符合就按其分值，几项都有按照高分值为准。）

2.NRS（2002）对于疾病严重程度的评分及其定义

（1）1分：慢性疾病患者因出现并发症而住院治疗。患者虚弱但不需要卧床。蛋白质需要量略有增加，但可以通过口服补充剂来弥补。

（2）2分：患者需要卧床，如腹部大手术后，蛋白质需要量相应增加，但大多数人仍可以通过肠外或肠内营养支持得到恢复。

（3）3分：患者在加强病房中靠机械通气支持，蛋白质需要量增加而且不能被肠外或肠内营养支持所弥补，但是通过肠外或肠内营养支持可使蛋白质分解和氮丢失明显减少。

3. 评分结果与营养风险的关系

（1）总评分 ≥ 3 分（或胸水、腹水、水肿且血清蛋白 < 35g/L 者）表明患者有营养不良或有营养风险，即应该使用营养支持。

（2）总评分 < 3 分：每周复查营养评定。以后复查的结果如果 ≥ 3 分，即进入营养支持程序。

（3）如患者计划进行腹部大手术，就在首次评定时按照新的分值（2分）评分，并最终按新总评分决定是否需要营养支持（≥ 3 分）。

压疮评估表

附表 3 Braden 压疮危险因素评估表

项目	1分	2分	3分	4分
感觉	完全受限	非常受限	轻度受限	未受损
潮湿	持续潮湿	潮湿	有时潮湿	很少潮湿
活动力	限制卧床	可以坐椅子	偶尔行走	经常行走
移动力	完全无法移动	严重受限	轻度受限	未受限
营养	非常差	可能不足够	足够	非常好
摩擦力和剪切力	有问题	有潜在问题	无明显问题	
得分				

注：评分≤18分，提示病人有发生压疮的危险，建议采取预防措施。

附表 4 Norton 压疮危险因素评估表

参数	身体状况				精神状况				活动能力				灵活程度				失禁情况			
结果	好	一般	不好	极差	思维敏捷	无动于衷	不合逻辑	昏迷	可以走动	帮助下可以走动	坐轮椅	卧床	行动自如	轻微受限	非常受限	不能活动	无失禁	偶有失禁	常常失禁	完全大小便失禁
分数	4	3	2	1	4	3	2	1	4	3	2	1	4	3	2	1	4	3	2	1
得分																				

注：评分≤14分，则病人有发生压疮的危险，建议采取预防措施。

静脉血栓风险评估量表

附表 5　外科住院患者 VTE 评估表（Caprini 评分）

科室：		姓名：		性别：		年龄：	床号：		住院号：		
项目分值	危险因素										
每项占1分	a.年龄40～59岁；b.计划小手术；c.近期大手术；d.卧床的内科患者；e.炎症性肠病史；f.中心静脉置管；g.肥胖（BMI>30kg/m²）；h.静脉曲张；i.下肢水肿；j.败血症（1个月内）；k.输血（1个月内）；l.急性心肌梗死（1个月内）；m.充血性心力衰竭（1个月内）；n.下肢石膏或肢具固定；o.严重的肺部疾病，含肺炎（1个月内）；p.肺功能异常（慢性阻塞性肺疾病）；q.其他高危因素										
每项占1分（仅对女性）	a.服避孕药或激素替代治疗；b.妊娠期或产后（1个月）；c.原因不明的死胎史，复发性自然流产（≥3次），由于毒血症或发育受限原因早产										
每项占2分	a.年龄60～74岁；b.大手术（<60分）；c.腹腔镜手术（>60分）；d.既往恶性肿瘤；e.关节镜手术（>60分）；f.肥胖（BMI>40kg/m²）										

每项占3分	a.年龄≥75岁；b.大手术持续2～3小时；c.肥胖（BMI>50kg/m²）；d.血栓家族史；e.因子Vleider阳性；f.血清同型半胱氨酸酶升高；g.狼疮抗凝物阳性；h.抗心磷脂抗体阳性；i.现患恶性肿瘤或化疗；j.肝素引起的血小板减少；k.凝血酶原2021OA阳性；l.未列出的先天或后天血栓形成；m.浅静脉、深静脉血栓或肺栓塞病史						
每项占5分	a.脑卒中（1个月内）；b.大手术（超过3小时）；c.髋关节、骨盆或下肢骨折；d.选择性下肢关节置换术；e.多发性创伤（1个月内）；f.急性脊髓损伤（瘫痪）（1个月内）						
总分/推荐方案	0～1分低危：早期活动；2分中危：药物或物理预防；3～4分高危：药物和/或物理预防；≥5分极高危：药物和物理预防						
签字	患者或家属						
	医生						
	护士						
实施方案	1.早期活动：①抬高患肢，禁止腘窝及小腿下单独垫枕；②患者足踝关节反复旋转、股四头肌等长收缩运动等；③鼓励患者主动活动，尽早下床；④合理饮食、避免脱水；⑤深呼吸及咳嗽动作						

续上表

2. 物理预防：对抗凝剂有禁忌证的唯一选择。①足底静脉泵；②间歇充气加压装置；③梯度压力弹力袜						
3. 药物预防：①低剂量普通肝素；②低分子肝素；③凝血酶抑制剂；④凝血因子 Xa 抑制剂；⑤口服维生素 K 拮抗剂：推荐有 VTE 史的高危患者预防性使用华法林；⑥口服凝血酶抑制剂						

注意：评估时间为入院、出院、术前一日、术后第一日、特殊治疗、病情变化，无变化者每七天评估一次。

附表 6　内科住院患者 VTE 评估表（Pudua 评分）

科室：	姓名：		性别：		年龄：		床号：		住院号：
项目分值	危险因素								
3	①活动性癌症（患者有局部扩散或远处转移和 / 或在近 6 个月内接受过放化疗）；②既往 VTE 病史（不包含浅静脉血栓）；③活动减少（患者活动受限或遵医嘱卧床至少 3 天）④已知易栓症（遗传性抗凝血酶缺乏症，遗传性蛋白 C、蛋白 S 缺乏症，因子 VLeiden 突变，凝血酶原 G20210A 突变，抗磷脂综合征）								
2	近期（一月内）发生创伤和 / 或手术								
1	①年龄 ≥ 70 岁；②心衰和（或）呼衰；③急性感染和（或）风湿性疾病；④肥胖（BMI>30kg/m²）；⑤急性心肌梗死或缺血性卒中；⑥目前正接受激素治疗								
总分/推荐方案：	＜ 4 分低度风险：早期活动和 / 或物理预防；≥ 4 分高度危险；药物预防和 / 或物理预防								
签字	患者或家属								
	医生								
	护士								

续上表

实施方案	1. 早期活动	①抬高患肢，禁止腘窝及小腿下单独垫枕；②患者足踝关节反复旋转，股四头肌等长收缩运动等；③鼓励患者主动活动，尽早下床；④合理饮食、避免脱水；⑤深呼吸及咳嗽动作			
	2. 物理预防	对抗凝剂有禁忌证的唯一选择①足底静脉泵；②间歇充气加压装置；③梯度压力弹力袜			
	3. 药物预防	①低剂量普通肝素；②低分子肝素；③凝血酶抑制剂；④凝血因子 Xa 抑制剂；⑤口服维生素 K 拮抗剂：推荐有 VTE 史的高危患者预防性使用华法林；⑥口服凝血酶抑制剂			

注意：评估时间为入院、出院、特殊治疗、病情变化，无变化者每七天评估一次。

疼痛评估方法

1.按 WHO 的疼痛分级标准进行评估，将疼痛分为 4 级：

0 级（无疼痛）：0 分，指无痛。

1 级（轻度疼痛）：1 ~ 3 分，平卧时无疼痛，翻身咳嗽时有轻度疼痛，但可以忍受，睡眠不受影响。

2 级（中度疼痛）：4 ~ 6 分，静卧时痛，翻身咳嗽时加剧，不能忍受，睡眠受干扰，要求用镇痛药。

3 级（重度疼痛）：7 ~ 10 分，静卧时疼痛剧烈，不能忍受，睡眠严重受干扰，需要用镇痛药。

2.癌痛量化评估通常使用数字评定量表法（NRS）、面部表情疼痛量表法及言语描述量表法（VRS）3 种方法。

（1）数字评定量表法（NRS）：用 0 ~ 10 代表不同程度的疼痛：0 为无痛，1 ~ 3 为轻度疼痛（疼痛尚不影响睡眠），4 ~ 6 为中度疼痛，7 ~ 9 为重度疼痛（不能入睡或睡眠中痛醒），10 为剧痛。应该询问患者疼痛的严重程度，做出标记，或者让患者自己圈出一个最能代表自身疼痛程度的数字。此方法目前在临床上较为通用。

（2）面部表情疼痛量表法（FPS）：FPS 较为客观且方便，是在模拟法的基础上发展而来的，使用从快乐到悲伤及哭泣的 6 个不同表现的面容，简单易懂，适用范围相对较广，即使不能完全用语言表达清楚的幼儿也可供临床参考。

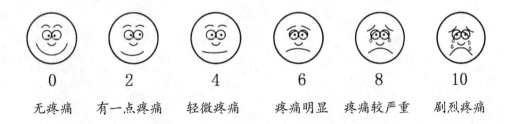

图附　面部表情疼痛量表示意图

（3）言语描述量表（VRS）：采用无痛、轻度疼痛、中度疼痛、重度疼痛、极度疼痛等词语来表达疼痛程度，该方法的词语易于理解，可随时口头表达，沟通方便，能满足患者的心理需求，但不适于语言表达障碍患者，可分为4级。

0级：无疼痛。

Ⅰ级（轻度）：有疼痛但可忍受，生活正常，睡眠无干扰。

Ⅱ级（中度）：疼痛明显，不能忍受，要求服用镇静药物，睡眠受干扰。

Ⅲ级（重度）：疼痛剧烈，不能忍受，需用镇痛药物，睡眠受严重干扰，可伴自主神经紊乱或被动体位。

3. 评估频率。

（1）入院/转科病人2小时内评估。

（2）所有住院病人疼痛评分≤3分，每日常规评估一次并记录在体温单上（14：00）。

（3）疼痛评分≥4分，每班评估1次（06：00、14：00、22：00），评分＜4分，评满24小时后每日常规评估1次并记录在体温单上（14：00）。

（4）疼痛评分≥4分，报告医生处理。

（5）特殊评估

1）镇痛方法、止痛药物、止痛药剂量、止痛途径更改后必须评估（非消化道途径给予镇痛药物后30分钟必须评估；口服途径给予镇痛药物后1小时必须评估）。

2）当病人报告疼痛，或出现新的疼痛时必须评估。

3）昏迷、年龄＜7岁和病人正常入睡时，不需要进行疼痛评估。

（6）长期使用止痛药或止痛泵者，疼痛评估＜4分，每日在体温单上记录1次（14：00记录）。

鼻结膜炎生存质量调查问卷（RQLQ）

填写日期：　　　年　　月　　　日

调查者姓名：　　　　性别：男／女　　年龄：　岁　　电话号码：

职业：　　　　　　　家庭住址：

就您所知：1. 你是否对某些物质过敏？若是，请指出过敏物：

2. 你家里人或亲戚有过敏性疾病的病史吗？

请填完每一个选项，勿缺漏，谢谢！

活动

我们希望你能回想一下你的鼻／眼睛症状对你生活所造成困扰的情形，我们想了解您所做的哪些事受到你的鼻／眼睛症状限制。你所受的限制是指你比平时更少做，或者做得不好，或者没有平时那么有趣。这些活动应该是你经常要做的，或者对你的日常生活是重要的，并且在整个研究过程中你会经常地去做。

以下是一些由于鼻／眼睛症状限制的活动列表。我们希望能有助于你找出你在过去的 7 天里因为你的鼻／眼睛症状而受到限制的 3 个主要活动。

1. 骑自行车	2. 阅读	3. 购物
4. 做家庭维修	5. 做家务活	6. 进出空调房间
7. 看电视	8. 运动或锻炼	9. 晨练
10. 使用电脑	11. 打乒乓球	12. 与宠物玩耍
13. 与儿女们或孙子们玩耍	14. 参加团体式体育运动	15. 驾驶
16. 唱歌	17. 进行正常的社交活动	18. 性生活
19. 羽毛球	20. 聊天	21. 吃东西
22. 使用吸尘器	23. 拜访朋友或亲戚	24. 外出散步
25. 带孩子上下学	26. 户外活动	27. 工作
28. 坐在户外	29. 带孩子去公园	30. 置身于吸烟环境中

在下划线上写下你 3 个最主要的活动，然后在方框中用"√"标出在过去的 7 天里该项活动在多大程度上受你的鼻/眼睛症状所困扰。

	没有困扰	几乎没有困扰	有些困扰	中等程度困扰	十分困扰	很困扰	极度困扰	未做活动
	0	1	2	3	4	5	6	9
1. _____	☐	☐	☐	☐	☐	☐	☐	☐
2. _____	☐	☐	☐	☐	☐	☐	☐	☐
3. _____	☐	☐	☐	☐	☐	☐	☐	☐

睡眠

在过去的 7 天里，你在多大程度上因你的鼻/眼睛症状而被以下睡眠问题所困扰？

	没有困扰	几乎没有困扰	有些困扰	中等程度困扰	十分困扰	很困扰	极度困扰
	0	1	2	3	4	5	6
4. 入睡困难	☐	☐	☐	☐	☐	☐	☐
5. 夜间醒来	☐	☐	☐	☐	☐	☐	☐
6. 夜间睡眠欠佳	☐	☐	☐	☐	☐	☐	☐

非鼻/眼睛症状

在过去的 7 天里，你在多大程度上因你的鼻/眼睛症状而被以下问题所困扰？

	没有困扰	几乎没有困扰	有些困扰	中等程度困扰	十分困扰	很困扰	极度困扰
	0	1	2	3	4	5	6
7. 精力不足	☐	☐	☐	☐	☐	☐	☐
8. 口渴	☐	☐	☐	☐	☐	☐	☐

	没有 困扰	几乎没 有困扰	有些 困扰	中等程 度困扰	十分 困扰	很 困扰	极度 困扰
9. 工作能力下降	☐	☐	☐	☐	☐	☐	☐
10. 疲倦	☐	☐	☐	☐	☐	☐	☐
11. 注意力难以集中	☐	☐	☐	☐	☐	☐	☐
12. 头痛	☐	☐	☐	☐	☐	☐	☐
13. 疲惫不堪	☐	☐	☐	☐	☐	☐	☐

实际问题

在过去的 7 天里，你在多大程度上因你的鼻 / 眼睛症状而被以下问题所困扰？

	没有 困扰	几乎没 有困扰	有些 困扰	中等程 度困扰	十分 困扰	很 困扰	极度 困扰
	0	1	2	3	4	5	6
14. 因为不得不带纸巾或 手帕而感到不便	☐	☐	☐	☐	☐	☐	☐
15. 需要揉擦鼻 / 眼睛	☐	☐	☐	☐	☐	☐	☐
16. 需要反复地擤鼻涕	☐	☐	☐	☐	☐	☐	☐

鼻部症状

在过去的 7 天里，你在多大程度上被下列症状所困扰？

	没有 困扰	几乎没 有困扰	有些 困扰	中等程 度困扰	十分 困扰	很 困扰	极度 困扰
	0	1	2	3	4	5	6
17. 鼻不通气 / 鼻塞	☐	☐	☐	☐	☐	☐	☐
18. 流鼻水	☐	☐	☐	☐	☐	☐	☐
19. 打喷嚏	☐	☐	☐	☐	☐	☐	☐
20. 鼻涕倒流至咽喉	☐	☐	☐	☐	☐	☐	☐

眼部症状

在过去的 7 天里，你在多大程度上被下列症状所困扰？

	没有困扰	几乎没有困扰	有些困扰	中等程度困扰	十分困扰	很困扰	极度困扰
	0	1	2	3	4	5	6
21. 眼痒	☐	☐	☐	☐	☐	☐	☐
22. 流泪	☐	☐	☐	☐	☐	☐	☐
23. 眼痛	☐	☐	☐	☐	☐	☐	☐

情感

在过去的 7 天里，你有多少时候由于你的鼻 / 眼睛症状受到以下情感问题所困扰？

	没有困扰	几乎没有困扰	有些困扰	中等程度困扰	十分困扰	很困扰	极度困扰
	0	1	2	3	4	5	6
24. 沮丧	☐	☐	☐	☐	☐	☐	☐
25. 内心不耐烦或不安宁	☐	☐	☐	☐	☐	☐	☐
26. 易恼怒	☐	☐	☐	☐	☐	☐	☐
27. 因症状而感到难堪	☐	☐	☐	☐	☐	☐	☐

鼻腔鼻窦结局测试 -20（SNOT-20）中文版

编号：　　姓名：　　　性别：　　年龄：　　评分：

　　下面你将看到一系列鼻窦炎导致的症状及社会或情绪方面的影响，我们想深入了解这些问题，请你尽自己最大的能力回答每一个问题。回答无所谓对与错，只有你才能为我们提供这种信息。你所有的回答，必须与自己的鼻窦炎有一定联系。请根据你最近 2 周经历的情况，对下列问题做出选择。谢谢你的参与。如有疑虑，请直接询问我们研究人员或医务人员。

附表 7　鼻腔鼻窦结局测试 -20（SNOT-20）中文版

一、根据您问题发生的严重程度和无、轻、中、重最频率大小，请在每个问题后面的数字上，对准困扰程度打钩。	无任何困扰	轻度的困扰	中度的困扰	重度的困扰	最重要五项
1. 需要擤鼻涕	0	1	2	3	
2. 打喷嚏	0	1	2	3	
3. 流清鼻涕	0	1	2	3	
4. 咳嗽	0	1	2	3	
5. 鼻涕倒流（咽喉）	0	1	2	3	
6. 流脓鼻涕	0	1	2	3	
7. 耳闷胀	0	1	2	3	
8. 头昏	0	1	2	3	
9. 耳痛	0	1	2	3	
10. 头面部疼痛或压迫感	0	1	2	3	
11. 难以入睡	0	1	2	3	

续上表

12. 半夜容易苏醒	0	1	2	3	
13. 夜间睡眠质量不好	0	1	2	3	
14. 睡醒后觉得累	0	1	2	3	
15. 疲倦	0	1	2	3	
16. 工作效率下降	0	1	2	3	
17. 注意力不集中	0	1	2	3	
18. 沮丧、焦躁、易怒	0	1	2	3	
19. 忧虑	0	1	2	3	
20. 感觉不安或难堪	0	1	2	3	

医院焦虑抑郁量表

焦虑自评量表（SAS）

焦虑自评量表，无论是量表的构造形式还是具体的评定办法，都与抑郁自评量表十分相似。它也是一个含有 20 个项目，分为 4 级评分的自评量表，用于评出焦虑病人的主观感受。

1. 项目、定义和评分标稚

SAS 采用4级评分，主要评定项目所定义的症状出现的频度，其标准为："1"没有或很少时间，"2"小部分时间，"3"相当多的时间，"4"绝大部分或全部间。（其中"1""2""3""4"均指计分分数）。

2. 适用对象

SAS 适用于具有焦虑症状的成年人。同时，它与 SDS（抑郁自评量表）一样，具有较广泛的适用性。

3. 评定方法及注意事项详见抑郁自评量表（SDS）关于评定方法及注意事项的说明。SAS 与 SDS 相比，没有更特殊的要求。

4. SAS 的主要统计指标为总分。在由自评者评定结束后，将 20 个项目的各个得分相加即得，再乘以 1.25 以后取得整数部分，就得到标准分。也可以查"粗分标准分、换算表"做相同的转换。标准分越高，症状越严重。此系统的结果剖析图给出的是标准分，分数越高，表示这方面的症状越严重。一般来说，焦虑总分低于 50 分者为正常，50~60 分者为轻度，61~70 分者是中度，70 分以上者是重度焦虑。

SAS 的 20 个项目中，第 5、9、13、17、19 条，此 5 个项目的计分，必须反向计算。

附表8 焦虑自评量表（SAS）

填表注意事项：下面有20条文字（括号中为症状名称），请仔细阅读每一条，把意思弄明白，每一条文字后有4级评分，1～4表示：没有或偶尔；有时；经常；总是如此。然后根据您最近1星期的实际情况，在分数栏1～4分适当的分数下划"√"。

1. 我觉得比平时容易紧张和着急（焦虑）1　　2　　3　　4

2. 我无缘无故地感到害怕（害怕）1　　2　　3　　4

3. 我容易心里烦乱或觉得惊恐（惊恐）1　　2　　3　　4

4. 我觉得我可能将要发疯（发疯感）1　　2　　3　　4

5. 我觉得一切都很好，也不会发生什么不幸（不幸预感）4　　3　　2　　1

6. 我手脚发抖打颤（手足颤抖）1　　2　　3　　4

7. 我因为头痛、颈痛和背痛而苦恼（躯体疼痛）1　　2　　3　　4

8. 我感觉容易衰弱和疲乏（乏力）1　　2　　3　　4

9. 我觉得心平气和，并且容易安静坐着（静坐不能）4　　3　　2　　1

10. 我觉得心跳得快（心悸）1　　2　　3　　4

11. 我因为一阵阵头晕而苦恼（头昏）1　　2　　3　　4

12. 我有晕倒发作，或觉得要晕倒似的（晕厥感）1　　2　　3　　4

13. 我呼气吸气都感到很容易（呼吸困难）4　　3　　2　　1

14. 我手脚麻木和刺痛（手足刺痛）1　　2　　3　　4

15. 我因胃痛和消化不良而苦恼（胃痛或消化不良）1　　2　　3　　4

16. 我常常要小便（尿意频数）1　　2　　3　　4

17. 我的手常常是干燥温暖的（多汗）4　　3　　2　　1

18. 我脸红发热（面部潮红）1　　2　　3　　4

19. 我容易入睡并且一夜睡得很好（睡眠障碍）4　　3　　2　　1

20. 我做噩梦（噩梦）1　　2　　3　　4

结果：1）原始分　　2）标准分

附表 9　抑郁自评量表（Self-RatingDepresionSeale）

	实际感觉	偶有	少有	常用	持续
	1. 我感到情绪沮丧	1	2	3	4
*	2. 我感到早晨心情最好	4	3	2	1
	3. 我要哭或想哭	1	2	3	4
	4. 我夜间睡眠不好	1	2	3	4
*	5. 我吃饭像平时一样	4	3	2	1
*	6. 我的性功能正常	4	3	2	1
	7. 我感到体重减轻	1	2	3	4
	8. 我为便秘感到烦恼	1	2	3	4
	9. 我的心跳比平时快	1	2	3	4
	10. 我无故感到疲劳	1	2	3	4
*	11. 我的头脑像往常一样清楚	4	3	2	1
*	12. 我做事情像平时一样，不感到困难	4	3	2	1
	13. 我坐卧不安，难以保持平衡	1	2	3	4
*	14. 我对未来感到有希望	4	3	2	1
	15. 我比平时更容易被激怒	1	2	3	4
*	16. 我觉得决定什么事很容易	4	3	2	1
*	17. 我感到自己是有用的和不可缺少的人	4	3	2	1
*	18. 我的生活很有意义	4	3	2	1
	19. 假若我死了别人会过得更好	1	2	3	4
*	20. 我仍旧喜爱自己平时喜爱的东西	4	3	2	1

注：前 * 为反序记分项目。

抑郁严重度指数 = 各条目累计分 /80。

0.5 以下者为无抑郁，0.5 ~ 0.59 为轻微至轻度抑郁，0.6 ~ 0.69 为中至重度抑郁，0.7 以上为重度抑郁。